Sushmitha G
Shwetha Kumari Poovani

Digitalização em Prótese Dentária

Sushmitha G
Shwetha Kumari Poovani

Digitalização em Prótese Dentária

ScienciaScripts

Imprint

Cover image: www.ingimage.com

This book is a translation from the original published under ISBN 978-620-8-11632-3.

Publisher:
Sciencia Scripts
is a trademark of
Dodo Books Indian Ocean Ltd. and OmniScriptum S.R.L publishing group

120 High Road, East Finchley, London, N2 9ED, United Kingdom
Str. Armeneasca 28/1, office 1, Chisinau MD-2012, Republic of Moldova, Europe
Printed at: see last page
ISBN: 978-620-8-33497-0

Conteúdo

INTRODUÇÃO

A medicina dentária pode ser datada do século XVIII, quando as impressões significavam a utilização de ceras e gesso de Paris; e o equipamento dentário consistia em motores manuais e, mais tarde, motores movidos a água. Desde então, houve um longo percurso até se chegar à parafernália atual. Juntamente com materiais e equipamento limitados, havia opções de tratamento selectivas, mas, com o passar dos anos e o crescimento interminável da investigação, surgiu uma gama de opções em medicina dentária. A prática dentária contemporânea tem inúmeras opções para preservar a saúde oral e proporciona uma estética próxima da natural com uma abordagem melhorada, tempo de tratamento reduzido, potencial de erro minimizado e garantia de melhor qualidade. Estas razões explicam corretamente o facto de a medicina dentária atual ser chamada a Idade de Ouro da Medicina Dentária.[1]

Sendo uma das especialidades mais antigas do florescente mundo da medicina dentária, a Prostodontia tem uma longa história de inovação e adaptabilidade. É uma área de especialização que se ocupa principalmente da substituição precisa e da restauração hábil de dentes em falta, dos tecidos oro-faciais duros e moles adjacentes e do sistema estomatognático, que constituem o aparelho mastigatório, com substitutos artificiais especificamente concebidos e fabricados - *Próteses*. Está preparada e totalmente empenhada em restaurar e melhorar as necessidades humanas de uma função eficiente, de um discurso fluente e de alterações estéticas visíveis, para melhor. A dentisteria protética é verdadeiramente uma ciência dentária com uma componente artística que visa a "preservação perpétua do que permanece e não apenas a mera restauração meticulosa do que falta", tal como foi corretamente referido por Muller De Van .[2]

A medicina dentária digital pode ser definida num âmbito alargado como qualquer tecnologia ou dispositivo dentário que incorpore componentes digitais ou controlados por computador, em contraste com os componentes mecânicos ou eléctricos. Esta definição alargada pode ir desde a área mais comum da medicina dentária digital - CAD/CAM (desenho assistido por computador/fabricação assistida por computador) - até àquelas que podem nem sequer ser reconhecidas, como a administração de óxido nitroso controlada por computador.[3]

A medicina dentária digitalizada permite a produção eficiente, rápida, precisa e sem erros de aparelhos de prótese fixa. O termo "Digitalização" refere-se à conversão de uma imagem ou sinal em código digital através de digitalização, rastreio, ou uma mesa digitalizadora ou utilizando um dispositivo de conversão analógico para digital. É um processo de fazer uma cópia ou gravação digital de algo que era originalmente analógico, que pode ser um documento, um artefacto, um som, um desempenho ou um fenómeno natural. A digitalização e a tecnologia na prótese dentária têm um alcance infinito - seja nos procedimentos clínicos e laboratoriais, como a utilização da tecnologia CAD-CAM, a estereolitografia, a prototipagem rápida, a utilização de articuladores virtuais e arcos faciais digitais, radiografias digitais ou no campo da formação, educação e investigação, através da utilização de programas de pacientes virtuais, software dentário, gravação optoelectrónica do movimento dos maxilares, máquina Instron digital, dispositivo de teste de retenção, ajudas audiovisuais .[4]

Através das novas tecnologias, é possível prestar um melhor serviço de forma mais rápida e eficiente. À medida que as tecnologias digitais se tornam mais prevalecentes na medicina dentária, haverá uma necessidade crescente de especialistas e profissionais de medicina dentária com conhecimentos e formação nestas áreas. Por sua vez, isto pode levar à criação de mais postos de trabalho e emprego em domínios como a tecnologia dentária, a medicina dentária digital e a tele-dentária, entre outros.[3] Os processos digitais têm o potencial de reduzir os erros e introduzir economias de custos, eliminando os materiais de impressão convencionais e a sua subsequente manipulação manual. Estes processos também podem proporcionar uma experiência mais confortável para os pacientes. Embora a tecnologia possa ser fascinante por si só, a justificação final da nova tecnologia deve ser a melhoria do nível geral dos cuidados dentários, aumentando simultaneamente o conforto do doente.[5]

REVISÃO DA LITERATURA

1. Foi realizado um estudo por Harley WT sobre Palatografia Dinâmica que examinou os contactos linguopalatais durante a produção de sons consonantais selecionados. A investigação utilizou instrumentos para registar os contactos linguopalatais durante a fala contínua, avaliando as áreas do palato contactadas pela língua e observando quaisquer indícios de "tongued Ness". O estudo também teve como objetivo determinar se existia alguma sequência temporal linguopalatal caraterística. Esta investigação concluiu que a produção da fala e pode ter implicações para a terapia da fala e para a linguística.[6]
2. Foi realizado um estudo por Mohl, Mocall, Lund e Piesh para discutir os dispositivos de diagnóstico e tratamento de desordens temporomandibulares (DTM). O estudo avaliou as provas científicas que apoiam a utilização destes dispositivos, incluindo o rastreio dos maxilares. Os autores concluíram que a alegação do valor diagnóstico dos dispositivos de rastreio da mandíbula nas DTM não é bem suportada por provas científicas. Salientaram a necessidade de fiabilidade, validade, sensibilidade e especificidade na avaliação destes dispositivos. O artigo sublinha a importância de comparar estes dispositivos com um "padrão de ouro" clínico para diagnóstico e tratamento.[7]
3. O estudo do artigo de Duret e Preston aborda a imagiologia CAD/CAM (Computer-Assisted Design/Computer Assisted Manufacturing) em medicina dentária. Apesar de ter sido concebido há 20 anos, o CAD/CAM só estava disponível para a prática dentária de rotina há 2 anos na altura do artigo. Os autores previram que o CAD/CAM teria efeitos profundos na profissão de dentista, melhorando a versatilidade, a precisão e a relação custo-eficácia. Previram que o CAD/CAM passaria a fazer parte da prática dentária de rotina no início do século XXI. O artigo sublinha o potencial do CAD/CAM para revolucionar as próteses dentárias, mas também destaca a necessidade de avaliação e adaptação contínuas à medida que a tecnologia evolui.[8]
4. A Computer-Aided Study of Speaking Spaces (Estudo assistido por computador dos espaços de fala), de Lu GH et al, explora a utilização de técnicas assistidas por computador para estudar os espaços de fala. O estudo utiliza tecnologias avançadas como a tomografia computorizada (TC), a tomografia computorizada de feixe cónico (CBCT), a ressonância magnética (MRI) e os scanners de superfície para gerar modelos tridimensionais da anatomia específica de um doente. A fotogrametria, que extrai medidas tridimensionais de imagens bidimensionais, também é utilizada para produzir modelos de superfície 3D dos rostos dos pacientes. O desenho da prótese é obtido através de vários programas de desenho assistido por computador (CAD). A prototipagem rápida, nomeadamente o fabrico aditivo, é utilizada para obter a prótese final. Estas próteses são fabricadas indiretamente através da obtenção de um modelo da prótese ou do molde, ou diretamente através da impressão 3D com materiais adequados.[9]
5. O relato de caso de J. Morley e J. Eubank discute os princípios da macroestética no

desenho do sorriso. Enfatiza as relações e os rácios de vários dentes entre si, com os tecidos moles e com as caraterísticas faciais. Os autores categorizam os critérios macroestéticos com base em dois pontos de referência: a linha média facial e a quantidade e posição da revelação dos dentes. Ao compreender e aplicar estas regras estéticas, os dentistas podem avaliar as dentições naturais e os resultados dos procedimentos de restauração cosmética.[10 6 * *]

6. Um caso clínico relatado por Marc B. Ackerman e James Ackerman discute a integração da tecnologia digital no diagnóstico e tratamento ortodôntico
planeamento. Os autores destacam a importância da análise e do desenho do sorriso, e como os recentes avanços tecnológicos permitem aos clínicos medir as relações dinâmicas dos dentes labiais. Essa informação é então incorporada à lista de problemas ortodônticos e ao plano biomecânico. O artigo enfatiza que o sucesso clínico é determinado pela compreensão das limitações do tratamento dos tecidos moles do paciente e até que ponto a ortodontia ou o tratamento multidisciplinar podem satisfazer os objetivos estéticos do paciente e do ortodontista.[11]

7. Um estudo de Williamson discute a transição da imagiologia baseada em película para a imagiologia digital em medicina dentária. A radiografia digital, um avanço significativo, utiliza detectores sensíveis à radiação e tecnologia informática para captar, converter e apresentar imagens. Oferece uma exposição reduzida à radiação, aquisição rápida de imagens, visualização cómoda e fácil armazenamento. Fornece uma base para a compreensão da tecnologia de imagiologia digital, do equipamento necessário, dos receptores de imagiologia digital, da técnica, da aquisição, do melhoramento, da transferência e do armazenamento. Também aborda a utilidade diagnóstica das imagens digitais e comparações com a imagiologia baseada em película. Este conhecimento é crucial para os profissionais de medicina dentária, uma vez que a imagiologia digital está cada vez mais integrada na prática dentária.[11]

8. O estudo de Nandal, Shekhawat e Ghalaut aborda a Radiografia de Subtração Digital (DSR) em medicina dentária. A DSR, introduzida na década de 920, melhorou significativamente a deteção de lesões dentárias e maxilofaciais. Compara radiografias padronizadas tiradas em visitas sequenciais, subtraindo estruturas inalteradas para realçar alterações. Este método aumenta a visibilidade de alterações subtis, ultrapassando as limitações da radiografia tradicional. A revisão conclui que a DSR resolve as deficiências e aumenta a precisão do diagnóstico.[12 9 * 13]

9. Um caso clínico relatado por Touchstone et al discute a transição digital na medicina dentária, centrando-se na colaboração entre dentistas e técnicos de laboratório em restaurações CAD/CAM e explora também a forma como esta tecnologia está a revolucionar os procedimentos dentários, tornando-os mais eficientes e precisos. Salientam a importância do trabalho de equipa para tirar partido de todo o potencial desta tecnologia, melhorando, em última análise, os cuidados prestados aos doentes.14

10. O estudo clínico de Wong, Kassim, e FoongKW sobre a análise de sorrisos estéticos utilizando técnicas de visão por computador. Os autores utilizaram modelos dentários

tridimensionais e técnicas de visualização, incluindo algoritmos de ajuste de curvas e de processamento de imagens, para analisar arcos de sorriso. Os resultados indicam que a consonância do sorriso depende muito da distância conversacional e do ângulo de elevação entre o observador e o sorriso. Esta pesquisa contribui para a compreensão da dinâmica de um sorriso bonito e o papel do tratamento ortodôntico para alcançá-lo.15

11. O estudo abrangente de Levine discute o software XCPT (Accept) e o seu potencial na análise de casos e na aceitação do planeamento do tratamento por parte do paciente. O software faz parte da revolução digital na medicina dentária, melhorando os procedimentos convencionais. É visto como uma ferramenta futura para a análise de casos e a aceitação do paciente no planeamento do tratamento. Espera-se que o software melhore o diagnóstico, reduza o tempo de tratamento, minimize os erros e proporcione uma melhor garantia de qualidade. No entanto, o artigo não fornece pormenores específicos sobre a funcionalidade do software ou as suas vantagens comparativas em relação a outras ferramentas digitais. O potencial destas ferramentas digitais em medicina dentária é vasto, mas a sua eficácia e eficiência têm de ser validadas através de investigação científica rigorosa.16

12. Um estudo de Neeta analisa a prótese dentária e discute a evolução da prótese dentária em resposta às necessidades da sociedade e dos doentes, bem como os avanços nos biomateriais dentários, na tecnologia, na educação e na investigação. Os tópicos abordados incluem implantes, digital, estética, dentisteria geriátrica, prótese maxilofacial, perturbações da articulação temporomandibular, nanotecnologia, terapia com células estaminais, engenharia de tecidos e o conceito de arcada dentária reduzida. Os autores destacam os desafios e oportunidades futuros, como a prática baseada em provas, a avaliação da qualidade de vida, as questões éticas e legais e a saúde global. O artigo conclui enfatizando a importância da prótese dentária como uma ferramenta clinicamente útil para o desenho de próteses dentárias retidas, se for possível adicionar o desenho de retentores e conectores guiado por FEA.20

16. Um estudo de Robert A. Lowe's aborda a medicina dentária CAD/CAM e a produção de impressões digitais na cadeira. Estes sistemas digitalizam e criam restaurações fixas no consultório ou captam impressões digitais no consultório enviadas para um laboratório. O software incorpora algoritmos de processamento de imagem de alta velocidade e modelação em tempo real, criando imagens que podem ser guardadas num computador e enviadas diretamente para um laboratório com maquinaria CAD-CAM para fazer a coroa ou ponte. Os fluxos de trabalho digitais proporcionam uma elevada precisão, previsibilidade, eficiência e rentabilidade, ao mesmo tempo que oferecem uma vasta gama de materiais com propriedades físicas, ópticas e biológicas que excedem frequentemente as dos materiais fabricados convencionalmente. O artigo sublinha a importância destas ferramentas digitais na medicina dentária, mas a sua eficácia e eficiência têm de ser validadas através de investigação científica rigorosa.21

17. Um relatório de caso clínico da Richardson's discute o valor dos enceramentos de diagnóstico em medicina dentária. O enceramento de diagnóstico é um método que permite aos profissionais visualizarem as verdadeiras necessidades de restauração dos seus pacientes. É considerado uma ferramenta importante na profissão, ajudando no desenvolvimento de um plano de tratamento único e completo. O processo envolve a recolha de informações do exame inicial e a sua integração para formar uma imagem abrangente, semelhante à montagem de um puzzle. O artigo salienta a importância de recolher registos abrangentes e precisos do doente para este processo. O wax-up de diagnóstico é também uma ferramenta de comunicação valiosa entre o médico, o técnico de laboratório e o doente, ilustrando

tridimensionalmente o plano provisório. O artigo conclui salientando a relação custo-eficácia do enceramento de diagnóstico básico em termos de tempo e dinheiro.22

18. O estudo de Richard van Noort aborda o impacto transformador da tecnologia digital na medicina dentária. Destaca a mudança dos métodos tradicionais para os dispositivos digitais, incluindo os sistemas CAD/CAM e os scanners intra-orais. Salienta também a precisão, a eficiência e a relação custo-eficácia destas ferramentas digitais.
O estudo sugere que o futuro dos dispositivos dentários é digital, com aplicações potenciais que se estendem a todos os aspectos da produção de próteses dentárias.23

19. Um relato de caso clínico do artigo de Goodacre, Garbacea, Naylor, Daher, Marchack e Lowry discute as próteses completas fabricadas em CAD/CAM. Os autores descrevem procedimentos de moldagem clínica que registam a morfologia das bases de próteses completas e identificam localizações musculares e fonéticas para os dentes protéticos. Prevêem que, quando a tecnologia CAD/CAM para o fabrico de próteses completas estiver disponível comercialmente, será possível digitalizar a morfologia da base da prótese e as posições dos dentes, importar esses dados para um programa de disposição virtual dos dentes e exportar os dados para um dispositivo de fresagem para o fabrico das próteses completas. O artigo sublinha o potencial do CAD/CAM para revolucionar o fabrico de próteses.24

20. O relato de caso "Digital Smile Design: A Tool for Treatment Planning and Communication in Esthetic Dentistry", de Christian Coachman e Marcelo Calamita, discute o protocolo Digital Smile Design (DSD). Esta ferramenta melhora a visão de diagnóstico, melhora a comunicação e aumenta a previsibilidade do tratamento em medicina dentária estética. Permite uma análise cuidadosa das caraterísticas faciais e dentárias do paciente, que podem ter sido negligenciadas durante os procedimentos de avaliação clínica, fotográfica ou de diagnóstico baseados em moldes.25

21. O relato de caso "Reabilitação completa com Nobel Clinician e Procera Implant Bridge" discute um método assistido por computador para reabilitação dentária. Aborda o desafio de tratar um maxilar severamente atrofiado utilizando implantes inclinados posteriores para melhorar a distribuição da carga. Este método reduz a invasão cirúrgica, o tempo de tratamento e o custo, ao mesmo tempo que consegue perfis estéticos naturais e uma mordida funcional. O relatório salienta a importância da execução cuidadosa de todos os passos para um resultado bem sucedido.26

22. O estudo "Impact of Operator Experience on the Accuracy of Implant Placement with Stereolithographic Surgical Templates: An In Vitro Study" investiga o efeito da experiência do operador na precisão da colocação de implantes. Conclui que a experiência do operador contribui para a precisão da colocação do implante, sendo que os operadores mais experientes colocam os implantes com maior precisão.27

23. O estudo "A Technique for Fabricating a Milled Titanium Complete Arch Framework" de Türkyillmaz e Asar apresenta um método para criar uma estrutura de arcada completa em titânio fresado utilizando software CAD/CAM e um scanner de sonda laser. Esta técnica tem como objetivo melhorar o ajuste e a função das próteses dentárias, aumentando potencialmente o conforto e a satisfação do paciente. O processo evita a maior parte do trabalho laboratorial e do manuseamento manual envolvidos nos procedimentos de fundição tradicionais, tornando-o mais eficiente. O resultado é uma estrutura de arcada completa de encaixe preciso que é aparafusada em múltiplos implantes.28

24. O estudo de Hussein e Hussein apresenta uma nova técnica de modelação 3D para criar estruturas de próteses parciais amovíveis utilizando a impressão 3D. O processo envolve a

digitalização de um molde de pedra parcialmente edêntulo, o levantamento digital do mesmo e a remoção de cortes inferiores indesejáveis. Os componentes são então desenhados e cortados a partir de um modelo 3D duplicado, compensados para o relevo necessário, e o volume da estrutura é criado. A estrutura final é verificada quanto a erros e adequação. A técnica é descrita como simplificada, rápida e exacta, produzindo estruturas de prótese precisas e bem ajustadas.29

25. Um estudo de Babita Yeshwante et al. discute a evolução e o impacto da tecnologia CAD/CAM na medicina dentária. Os autores salientam a forma como os sistemas CAD/CAM, introduzidos na década de 1980, revolucionaram a prática dentária, melhorando a precisão, a eficiência e a relação custo-eficácia. A revisão fornece uma visão geral dos vários sistemas CAD/CAM, incluindo sistemas de consultório e modelos de laboratório dentário. Salienta o potencial da tecnologia CAD/CAM na melhoria das restaurações dentárias e dos dispositivos protéticos. Os autores também sublinham a necessidade de avaliação e adaptação contínuas à medida que a tecnologia evolui.30

26. O estudo "The Evolving Impressions of Digital Dentistry" discute a transformação da medicina dentária através da tecnologia digital. Destaca a mudança dos métodos tradicionais para impressões digitais utilizando scanners intra-orais. O artigo realça a exatidão e a eficiência das impressões digitais em relação às convencionais. Também aborda a introdução de novos scanners, software de desenho e moinhos ou impressoras. O artigo sublinha a importância de compreender as vantagens da digitalização digital, do laboratório e da integração total do consultório. No entanto, também salienta a necessidade de investigação científica rigorosa para validar a eficácia e eficiência destas ferramentas digitais.31

27. O estudo de Joda, Zarone e Ferrari analisou sistematicamente o fluxo de trabalho digital completo em prótese fixa. O objetivo era comparar fluxos de trabalho totalmente digitalizados com fluxos de trabalho analógico-digitais convencionais e/ou mistos para reconstruções fixas suportadas por dentes ou implantes. O estudo concluiu que as coroas dentárias totalmente produzidas digitalmente eram viáveis, mas a precisão marginal era inferior para as restaurações de dissilicato de lítio em comparação com as coroas convencionais de metal-cerâmica e de dióxido de zircónio. A revisão destacou o desenvolvimento contínuo do processamento dentário, oferecendo novas oportunidades no campo da prótese dentária fixa num ambiente virtual completo.32

28. O relato de caso sobre Fluxo de Trabalho Digital em Prótese Maxilofacial, de Corina Marilena Cristache, fornece uma atualização sobre o desenho digital de próteses maxilofaciais. Enfatiza os métodos disponíveis de aquisição de dados para defeitos extra-orais, intra-orais e complexos na região maxilofacial e avalia o software utilizado para o processamento de dados e desenho de peças. O estudo realça a forma como a conceção e o fabrico assistidos por computador revolucionaram o fabrico de próteses maxilofaciais.33

29. O relato de caso clínico de Kana Tokumoto et al., intitulado "Prótese parcial fixa concebida através da combinação de toda a morfologia de superfície digital 3D da restauração provisória e das superfícies dos dentes pilares", discute uma nova abordagem em medicina dentária. Envolve a utilização da morfologia de superfície digital 3D para conceber próteses parciais fixas. O método combina a morfologia de superfície digital das superfícies da restauração provisória e dos dentes pilares.

Esta técnica inovadora tem como objetivo melhorar o ajuste e a função das próteses parciais fixas, aumentando potencialmente o conforto e a satisfação do paciente.34

30. Um estudo in vitro efectuado por Pinar Cevik investigou a utilização de poliéter-éter-

cetona (PEEK) como material de estrutura para próteses maxilofaciais de silicone. O estudo avaliou o efeito de diferentes tratamentos de superfície no PEEK a ser ligado a elastómeros de silicone maxilofacial. Os resultados mostraram que o grupo PEEK de controlo apresentou a maior resistência de ligação entre os grupos. O estudo concluiu que o PEEK poderia servir como uma potencial subestrutura alternativa para próteses de silicone implanto-retidas.35

31. Um estudo clínico prospetivo e aleatório de cinco anos foi conduzido por Paula Pontevedra para avaliar e comparar a sobrevivência, as taxas de sucesso e as complicações de próteses parciais fixas (FPDs) de três unidades posteriores monolíticas e folheadas de zircónia e metal-cerâmica. Estas foram fabricadas utilizando um fluxo de trabalho digital e CAD/CAM. Noventa pacientes foram aleatorizados para receber zircónia monolítica, zircónia folheada e restaurações de metal-cerâmica. As taxas de sobrevivência a 5 anos foram de 87%, 97% e 100%, respetivamente. A maioria das complicações foram biológicas. O estudo concluiu que a utilização de um fluxo de trabalho digital para fabricar FPDs posteriores é uma opção de tratamento adequada e que a zircónia monolítica pode ser uma alternativa viável à cerâmica metálica ou à zircónia revestida.36

32. Um relatório clínico de Tuggen Özcivselek apresenta um fluxo de trabalho totalmente digital para a criação de um obturador palatino definitivo de 2 peças. O obturador foi impresso em 3D a partir de poliéter-cetona-cetona e dois tipos de resinas acrílicas. Este foi concebido para um doente diagnosticado com carcinoma adenoide quístico que desenvolveu uma abertura bucal severamente limitada após a cirurgia e a radioterapia. O seguimento de 18 meses mostrou uma função, compatibilidade de tecidos, retenção e estética satisfatórias para este doente que tinha sido submetido a maxilectomia e tinha trismo grave. Isto representa um avanço significativo na utilização da tecnologia digital para soluções protéticas específicas para cada doente.37

CAPÍTULO 1

AUXÍLIOS DIGITAIS AO DIAGNÓSTICO

Diagnóstico:

1. O ato ou processo de decidir a natureza de uma doença através de um exame.
2. Uma investigação cuidadosa dos factos para determinar a natureza de uma coisa.
3. A determinação da natureza, localização e causas da doença.
4. Observação planeada para determinar e avaliar as condições existentes, o que leva à tomada de decisões com base nas condições observadas-Boucher[38]

O papel da digitalização no diagnóstico inclui radiografias digitais, fotografias, t-scans, dispositivos de rastreio dos maxilares, articuladores virtuais, enceramentos de diagnóstico, stents.

RADIOGRAFIAS DIGITAIS

Um bom tratamento começa com um diagnóstico correto e os raios X dentários têm sido um importante auxiliar de diagnóstico desde o início. Desde a descoberta dos raios X em 1895, a película tem sido o principal meio de captação, apresentação e armazenamento de imagens radiográficas. É uma tecnologia com a qual os médicos dentistas estão mais familiarizados e confortáveis em termos de técnica e interpretação.

A sensibilidade digital computorizada permite a utilização de até 1024 níveis de cinzento, permitindo assim ao operador distinguir as alterações mais precoces que possam afetar os tecidos duros, especialmente em áreas de baixo contraste, por exemplo, a deteção de cáries incipientes nas áreas interproximais. A radiografia digital oferece uma visualização imediata das imagens, o que é altamente desejável durante os procedimentos de colocação de implantes, pós-colocação e educação do doente. Não requer a utilização e manutenção de produtos químicos e salas escuras. As imagens podem ser melhoradas utilizando o software intuitivo para facilitar a leitura e o diagnóstico, a comparação e a visualização posterior. O armazenamento e a distribuição eletrónica de imagens digitais permitem uma melhor comunicação com outros profissionais e empresas de benefícios de terceiros, sem esquecer a diminuição da exposição à radiação devido ao menor número de repetições (sem erros de processamento).

Por outro lado, é necessário ultrapassar as barreiras relacionadas com o software para a utilização de computadores na radiografia dentária; a alteração de uma imagem para remover artefactos ou riscos tem de ser documentada e não pode ser considerada como prova no sentido jurídico. O seu custo elevado também não incentiva muitos dos profissionais; no entanto, alguns equipamentos recentemente introduzidos com um preço razoável ajudaram na transição da radiografia tradicional para a radiografia computorizada.

A radiografia digital é o mais recente avanço na imagiologia dentária e está a ser lentamente adoptada pela profissão de dentista. A imagiologia digital incorpora tecnologia informática na captura, visualização, melhoramento e armazenamento de imagens radiográficas diretas. A imagiologia digital oferece algumas vantagens distintas em relação à película, mas, como qualquer tecnologia emergente, apresenta desafios novos e diferentes para o médico dentista ultrapassar. A radiografia digital é uma alternativa muito atractiva à imagiologia com película. Uma das caraterísticas positivas mais frequentemente citadas é a redução da dose de radiação. A redução da dose de imagiologia intra-oral depende da velocidade da película utilizada, do número de imagens obtidas, da colimação do feixe e do número de repetições. Os receptores de imagens digitais intra-orais proporcionam uma redução da dose igual ou superior à da película de velocidade F. Outras vantagens óbvias incluem a eliminação da câmara escura, da química de processamento e dos erros associados à manutenção incorrecta da câmara escura, ao manuseamento da química, ao reabastecimento e à substituição da solução. Outras vantagens incluem a capacidade de visualizar a imagem mais rapidamente, melhorar a imagem captada, bem como a facilidade de armazenamento, recuperação, duplicação e transmissão. Os sistemas de radiografia digital podem ser agrupados em duas categorias principais de aquisição de imagens: sistemas diretos e sistemas indirectos.

SISTEMA DIRECTO

A principal vantagem dos sistemas de sensor direto é a rapidez com que as imagens são adquiridas. O sensor é ligado por um fio ou sem fios a uma caixa (ou cartão) de conversão de analógico para digital, que está ligada ao computador. As imagens são produzidas em segundos após a exposição do sensor. A maioria dos sensores actuais utiliza cabos (em vez de fios), o que, juntamente com a espessura do sensor, pode dificultar a sua colocação em comparação com a película convencional ou as placas de fósforo. No entanto, técnicas de posicionamento corretas podem minimizar esta desvantagem para a maioria das vistas.[12] (Fig. 1)

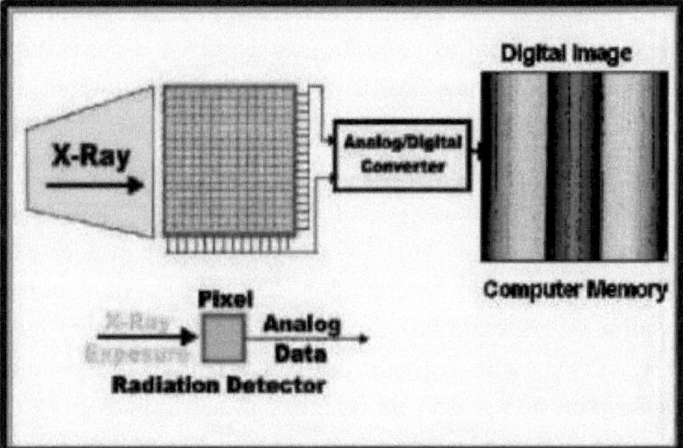

Fig 1: Sistema direto

SISTEMA INDIRECTO

Tal como acontece com os sistemas diretos, existem vantagens e desvantagens nos sistemas indirectos. O tamanho mais pequeno e a ausência de um fio podem facilitar a colocação intra-oral de placas de fósforo do que a colocação de sensores diretos. As placas de fósforo são um pouco flexíveis, mas os cantos não podem ser dobrados (como por vezes acontece com a película) sem danificar as placas. As placas de fósforo podem ser potencialmente reutilizadas centenas de vezes, mas são susceptíveis de serem riscadas, o que encurtará a sua vida útil. As placas de fósforo são sensíveis à luz e a exposição à luz ambiente deve ser minimizada durante o período de tempo entre a remoção da sua cobertura protetora e a colocação no scanner. O período de tempo em que as chapas são expostas à luz ambiente durante este processo de transferência determinará o nível de luz ambiente permitido no local do scanner. Os scanners em que as chapas são carregadas diretamente numa ranhura podem, geralmente, ser utilizados em áreas com maior luz ambiente, em comparação com os sistemas em que as chapas são carregadas em tambores antes de serem colocadas no scanner.[12] (Fig. 2)

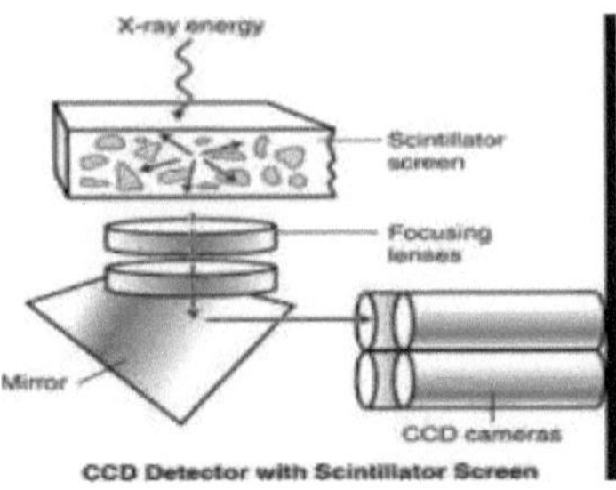

Fig 2: Sistema indireto

RADIOGRAFIAS UTILIZADAS EM PRÓTESE DENTÁRIA

As radiografias são importantes auxiliares na avaliação das condições da submucosa em pacientes que procuram cuidados protéticos. A presença de anomalias em maxilares edêntulos pode ser insuspeita devido à ausência de quaisquer sinais ou sintomas clínicos; as radiografias mostram a espessura relativa do rebordo alveolar e do mucoperiósteo, a qualidade do osso. As radiografias extra-orais podem fornecer um levantamento da base da prótese do doente e das estruturas circundantes. As radiografias panorâmicas dentárias estão prontamente disponíveis para um exame cómodo de doentes desdentados. O conhecimento da localização das estruturas anatómicas é um pré-requisito essencial para a avaliação das radiografias.[39]

RADIOVISIOGRAFIA (RVG)

Trata-se de um sistema multicomponente preconizado pelo Dr. Francis Mouyen em 1989, que permite ao operador captar imagens a cores da boca do paciente através de uma câmara intra-oral e transferir essa imagem para o computador. As imagens num computador podem ser ampliadas, rodadas, cortadas ou editadas; ou ainda manipuladas para melhorar, aumentar o contraste e inverter. As versões mais recentes das câmaras intra-orais são muito leves (menos de 50 g) e a iluminação para a captação de imagens já não é uma fibra ótica, que é afetada pelo envelhecimento, mas sim díodos emissores de luz que proporcionam uma iluminação branca adequada para respeitar a escuridão no interior da boca. A exposição à radiação é reduzida com a RVG quando comparada com a radiografia convencional; uma TAC de feixe cónico ajuda ainda a reduzir a exposição à radiação em cerca de 10 a 30 vezes menos do que uma radiografia de TAC convencional.

As radiografias intra-orais têm um papel limitado em pacientes desdentados. Podem ser utilizadas na localização de qualquer anomalia localizada ou no exame das tuberosidades. A transição da radiografia em película baseada em emulsão para películas de fósforo foto-estimuláveis CCD (dispositivos de acoplamento de carga) e CMOS (semicondutor de óxido metálico complementar) está a decorrer a bom ritmo. Isto está a limitar a exposição dos pacientes às radiações. As radiografias em próteses completas devem excluir corpos estranhos, pontas de raiz retidas, dentes não irrompidos ou várias patologias de desenvolvimento, inflamatórias ou neoplásicas. A imagiologia intra-oral digital direta é uma técnica emergente e alternativa à radiografia com película. Permite a aquisição rápida de imagens intra-orais e o seu melhoramento, o seu armazenamento, recuperação e transmissão para locais remotos. A utilidade futura da imagiologia digital pode depender da capacidade do operador para manipular a densidade e o contraste da imagem e para medir a densidade óssea em locais específicos. Imagiologia intra-oral utilizando técnicas de imagiologia eletrónica ou CCD: Com os dispositivos de carga acoplada (CCD), a avaliação pré-cirúrgica de implantes em locais individuais torna-se precisa. Os CCD permitem uma medição exacta dos locais dos implantes no pré-operatório e fornecem mais informações sobre a osseointegração no pós-operatório do que as películas. A utilização de grelhas de arame ajuda na seleção do local e na determinação da altura do osso. As imagens múltiplas de um local permitem a reconstrução bidimensional e tridimensional do local proposto e permitem visualizar as informações num monitor de vídeo antes da colocação.[39] (Fig. 3)

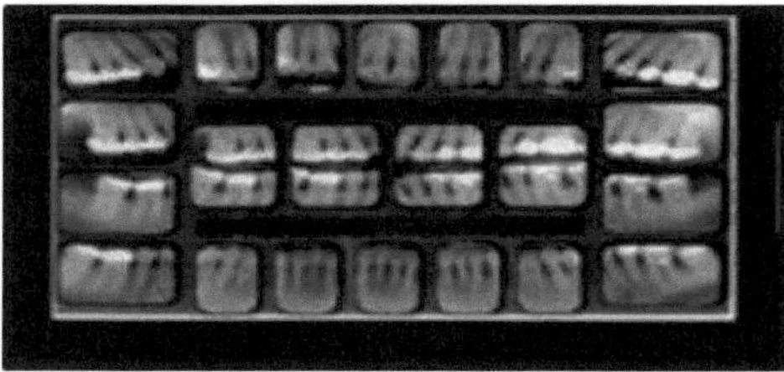

Fig. 3: Radiografias intra-orais

RADIOGRAFIAS PANORÂMICAS

As películas panorâmicas fornecem informações úteis sobre a presença ou ausência de dentes. Dão uma visão global da dentição. No entanto, não fornecem uma visão pormenorizada para avaliar o suporte ósseo, a morfologia radicular ou as cáries.[13]

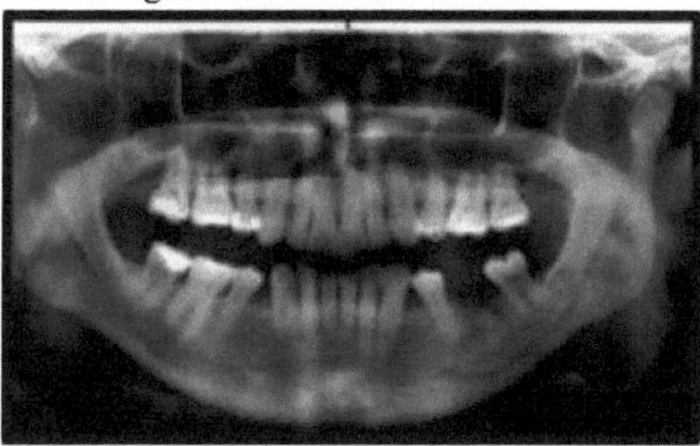

Fig. 4: Radiografias panorâmicas

RADIOGRAFIAS TMJ

Uma exposição transcraniana, com a ajuda de um dispositivo de posicionamento, revelará o terço lateral do côndilo mandibular e pode ser utilizada para detetar alterações estruturais e posicionais. No entanto, a interpretação pode ser difícil. É possível obter mais informações através de tomografia seriada, artrografia, tomografia computorizada ou ressonância magnética das articulações.

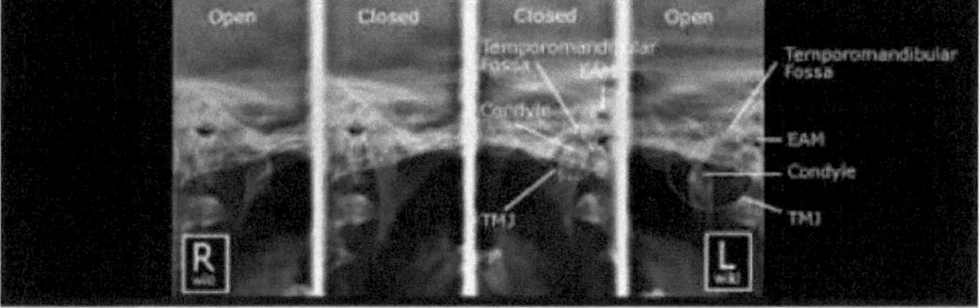

RADIOGRAFIA CEFALOMÉTRICA

As radiografias cefalométricas com vistas laterais, posteroanteriores e oblíquas dos maxilares fornecem informações pertinentes, como a angulação, a espessura e a altura vertical do osso na linha média, as relações esqueléticas entre os maxilares e o perfil dos tecidos moles. Juntamente com as radiografias periapicais regionais, estão disponíveis informações espaciais quantitativas para demonstrar a geometria do local do implante e a relação espacial entre o local do implante e as estruturas críticas, como o pavimento da cavidade nasal, o recesso anterior do seio maxilar e o canal palatino nasal.

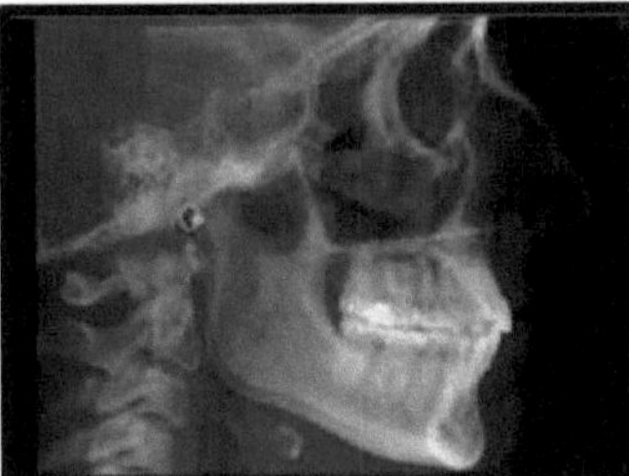

Fig. 6: Radiografias cefalométricas

TOMOGRAFIA COMPUTORIZADA (CT)

A TC foi aplicada com sucesso pela primeira vez em implantologia na década de 1980. Na imagiologia de implantes por TC, são obtidos vários cortes axiais finos através dos maxilares e, em seguida, os dados são reformatados com pacotes de software especiais para produzir vistas transversais e panorâmicas. Estão disponíveis programas informáticos para analisar as imagens reformatadas e ajudar a planear a colocação de implantes com dispositivos de fixação simulados eletronicamente, medir a distância da crista alveolar às estruturas vitais. A tomografia assistida por computador tornou-se popular na imagiologia de implantes e da articulação temporomandibular com o advento de técnicas de posicionamento precisas controladas por estações de trabalho computorizadas. As máquinas tomográficas de movimento complexo incorporam a maioria dos movimentos complexos da tomografia, como a tomografia computorizada de feixe cónico circular, trispiral, elíptica e hipocicloidal.

TOMOGRAFIA COMPUTORIZADA DE FEIXE CÓNICO (CT)

A TC de feixe cónico é uma modalidade relativamente recente, especificamente concebida para imagiologia maxilofacial, introduzida no final da década de 1990. Caracteriza-se pela aquisição de dados volumétricos verdadeiros obtidos simultaneamente durante uma rotação da fonte de raios X. Produz um volume de imagem 3-D que pode ser reformatado utilizando software para uma visualização personalizada da anatomia. Fornece todas as informações da TC com 1/8 da dose de radiação e a um custo mais baixo.[40]

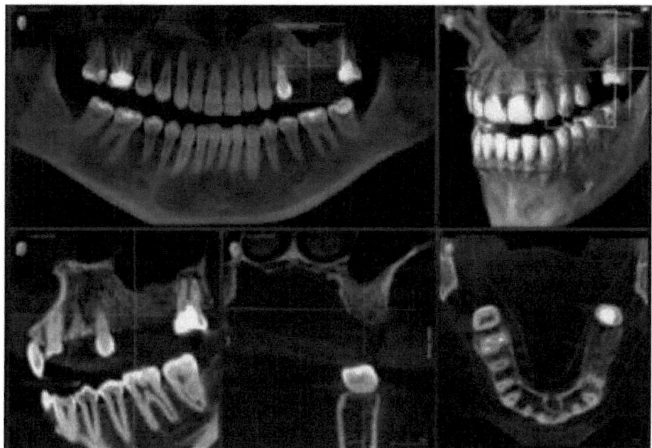

Fig. 7: Tomografia computorizada

IMAGIOLOGIA POR RESSONÂNCIA MAGNÉTICA (MRI)

A imagem por ressonância magnética (IRM) baseia-se no fenómeno da ressonância magnética nuclear (RMN). Descrita pela primeira vez em 1946, a sua aplicação em implantologia é, no entanto, de origem recente. A RMN com um scanner de baixo campo de 0,2 Tesla demonstrou um potencial definitivo como futuro substituto da imagiologia por TC, com a vantagem óbvia de não emitir radiação ionizante. A RM é utilizada na imagiologia de implantes como uma técnica de imagiologia secundária quando as técnicas de imagiologia primárias falham. A RMN visualiza a gordura no osso trabecular e diferencia o canal alveolar inferior e o feixe neurovascular do osso trabecular adjacente. As imagens orientadas de RM da mandíbula posterior são quantitativas em termos dimensionais e permitem a diferenciação espacial entre estruturas críticas e o local proposto para o implante. A RM não é útil para caraterizar a mineralização óssea nem é uma técnica de alto rendimento para identificar doenças ósseas ou dentárias.

Vantagens:

A RM pode delinear com nitidez os tecidos moles e duros; diferenciar entre ossos corticais e esponjosos, dose zero de radiação, flexibilidade de aquisição de planos, dá bons detalhes dos tecidos moles e menos artefactos.

Desvantagens:

É dispendioso, não existe software especial disponível para utilização específica em implantologia, é necessário um radiologista especializado para o interpretar e a sua aplicação em implantologia está ainda em fase experimental.[7]

CAPÍTULO 2

FOTOGRAFIA DENTÁRIA

A fotografia dentária sempre foi um auxiliar na educação do paciente e no planeamento do tratamento estético. O software intuitivo torna possível visualizar o efeito pós-tratamento, a variação do tamanho e da forma dos dentes, etc. É utilizada em muitos estudos baseados na Web para recolher opiniões de dentistas e da população não dentista. Os registos fotográficos são mais fáceis de armazenar, podem ser visualizados em vários ângulos e facilmente medidos. Os registos fotográficos regulares, em todas as consultas dentárias, podem ser uma grande ajuda para examinar as alterações da idade, como a dimensão vertical oclusal, a cor dos dentes e as alterações faciais. Isto pode redefinir a prática da dentisteria protética com a sua capacidade de comunicação visual e documentação médico-legal para a prática contemporânea. A utilização de fotografias digitais também foi explorada em áreas de restauração maxilofacial para replicar a íris para o fabrico de uma prótese ocular personalizada para um doente anoftálmico e para restaurar outros defeitos maxilofaciais, como a mandibulectomia.[21] Softwares como o Adobe Photoshop e o Coral Draw permitem a fotografia de subtração digital, o que melhora a deteção de cáries, lesões periapicais, alterações ósseas e cicatrização periapical após um tratamento endodôntico logo a partir dos 2 meses.[41]

T-SCAN

O diagnóstico e tratamento dos erros oclusais nunca foi fácil. Analisar os problemas decorrentes da origem oclusal constitui uma grande dificuldade devido à natureza complexa do sistema oclusal humano. Uma oclusão dentária atraumática é a área de crescente procura nos campos da medicina dentária restauradora e reconstrutiva. Sistemas como o Tekscan (T scan) e o Matscan permitem um estudo preciso dos contactos oclusais e das forças criadas; examinando mesmo as mais pequenas interferências oclusais, significativas na reabilitação de boca inteira e na oclusão protegida por implantes (IPO). Foi em 1988 que o Dr. William Maness, a trabalhar em Tufts, apresentou o seu sensor automatizado computorizado para análise da oclusão dentária. O objetivo era registar a oclusão do paciente num fino sensor descartável patenteado de 60 microns de espessura para registar instantaneamente a mordida do paciente em termos de localização, tempo e força de cada dente em contacto. Este registo é transferido para um sistema informático que pode fazer uma simulação real da oclusão do paciente num monitor, assumindo as diferentes situações possíveis durante os movimentos cêntricos, excêntricos e funcionais. Deste modo, é possível efetuar uma avaliação qualitativa e quantitativa da oclusão. O sistema foi designado por T scan e foi bem aceite devido às suas vantagens, como a simplicidade de funcionamento, a visualização dinâmica da oclusão, a análise cronometrada da força durante várias posições de contacto dos dentes e a possibilidade de documentação e monitorização permanentes da condição oclusal após a realização dos vários protocolos de tratamento. Não só apresentou um método valioso para avaliação clínica e compreensão dos problemas oclusais, mas também uma ferramenta importante para fins didácticos. Houve muitas melhorias no sistema (até à 4ª geração), permitindo agora a utilização de um sensor de 100 microns de espessura e de software para analisar e apresentar o tempo e a força da mordida do paciente em gráficos 2D e 3D.

Com as marcas de articulação, não existe uma correlação científica entre a profundidade da cor da marca, a sua área de superfície, a quantidade de força ou a sequência de tempo de contacto que resulta da marca de papel. Note-se nos exemplos clínicos que a qualidade das

marcas de papel não dá qualquer indicação sobre a ordem dos contactos ou a força contida nos mesmos. O sistema de Análise Oclusal *T-Scan* III determina com rapidez e precisão a quantidade de força numa determinada marca de papel. O software apresenta graficamente ao utilizador os contactos com força e os contactos prematuros, para um controlo oclusal previsível durante o procedimento de ajuste.
O T-Scan III eleva a fasquia da análise oclusal ao empregar uma tecnologia de sensor patenteada baseada em grelha. O sensor ultrafino e reutilizável, moldado para se adaptar à arcada dentária, é inserido na pega do sensor, que se liga à porta USB do seu PC. Os gráficos vívidos do software (2-D, 3-D, gráfico força vs. tempo) apresentam os dados de contacto dentário de forma instantânea e precisa, destacando cada dente e o nível de força exercido sobre esse dente durante a oclusão. Com estes dados, é fácil visualizar e alcançar o equilíbrio da mordida perfeita. O design ultra-leve do *T-Scan* III facilita a sua deslocação de um consultório para outro. Os seus sensores são duráveis, precisos e podem ser reutilizados várias vezes para o mesmo paciente.
O software intuitivo e fácil de utilizar está equipado com definições ajustáveis, que ajudam a obter medições precisas. Além disso, as capacidades de integração da base de dados do *T-Scan* III melhoram os resultados clínicos e simplificam a gestão dos ficheiros dos pacientes. Uma vez que o *T-Scan* III pode medir a força ao longo do tempo, é uma ferramenta indispensável para avaliar as relações sequenciais de uma excursão mandibular. É possível ver um paciente a deslizar da posição MIP ou CR para uma excursão lateral no ecrã do computador. Isto é fundamental para localizar as interferências oclusais, determinar a força relativa nas interferências e avaliar o potencial de trauma causado pelas interferências oclusais.[42]

Caraterísticas principais:

1. Melhoria dos diagnósticos.
2. Aumento da qualidade dos cuidados de saúde.
3. Diminuição do tempo de tratamento.
4. Aumento do conforto das próteses dentárias.
5. Redução do risco de fracasso dos implantes, dentes traumatizados, próteses instáveis, talas ineficazes e fracturas da porcelana.
6. Documentação legal do resultado.
7. Melhoria da educação dos doentes.

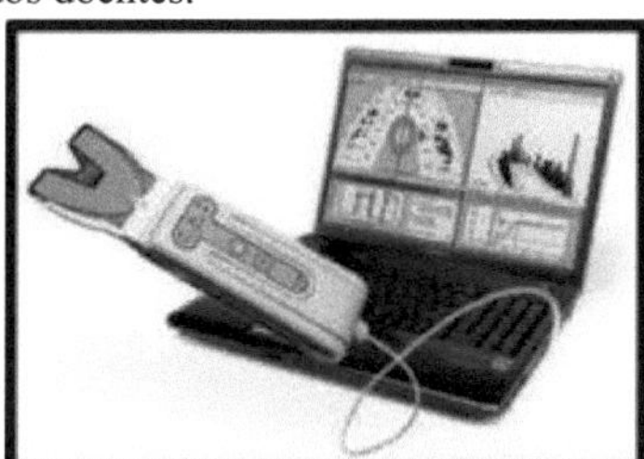

Fig 9: T-Scan

CAPÍTULO 3

DISPOSITIVOS DE RASTREIO DOS MAXILARES

Tal como a oclusão, conhecer os pormenores do movimento mandibular e da ATM também constitui um desafio. A sua observação detalhada pode constituir uma base para o diagnóstico de perturbações músculo-esqueléticas dos maxilares, para monitorizar o progresso ou avaliar os resultados funcionais do tratamento protético. Vários métodos electrónicos, telemétricos, magnetométricos e optoelectrónicos ajudam nesta tarefa. A cinemática mandibular permite a deteção e avaliação de irregularidades funcionais da ATM devido a obstáculos internos, como um disco articular deslocado. Os dispositivos de rastreio da mandíbula (K7 Diagnostics) seriam úteis para estudar os movimentos da mandíbula e, por conseguinte, a oclusão, que pode ser um microtrauma para a desordem temporomandibular.[7] A atividade muscular elevada associada à nociocepção dirigida pela má oclusão pode ser detectada com a eletromiografia de superfície (EMG). Um dispositivo EMG denominado BITE STRIPTM pode registar a atividade muscular durante 6 horas, o que fornece informações úteis sobre o bruxismo noturno. Todas estas técnicas têm como principal objetivo o estudo do sistema estomatognático, com a maior exatidão e precisão possível. Os pantógrafos computorizados, como o articulador Cyberhoby, podem ser utilizados para a restauração de dentições deterioradas, relacionando assim o sistema estomatognático de forma quase exacta.[43]

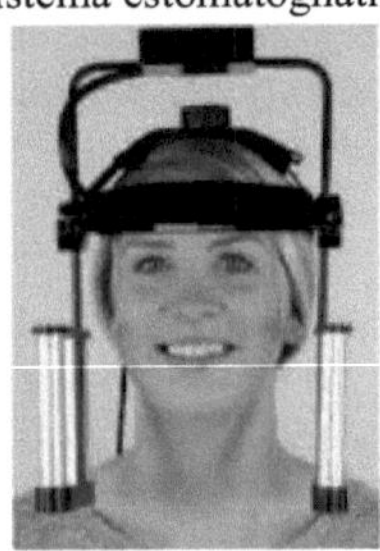

CAPÍTULO 4

PLANEAMENTO DO TRATAMENTO

A responsabilidade do arquiteto é visitar o local de construção e ter uma ideia da "configuração do terreno" (ou seja, a cavidade oral). Com base nesta investigação, o arquiteto cria uma planta preliminar (ou seja, o plano de tratamento). Após a conclusão do plano, o arquiteto e o construtor reúnem-se para estudar a planta e discutir os métodos de construção e os materiais de construção. Depois de ambas as partes concordarem com o processo de construção, é criada uma planta final e a construção é concluída seguindo a sequência, os métodos de construção e os materiais de fabrico que foram decididos pela equipa de restauração. Os tratamentos protéticos são concebidos para produzir um equilíbrio entre funcionalidade, longevidade e estética.[16]

Uma consideração de todos os achados de diagnóstico, sistémicos e locais, que influenciam os preparativos cirúrgicos da boca, a moldagem, os registos da relação maxilo-mandibular, a oclusão a desenvolver, a forma e o material dos dentes, o material de base da prótese e as instruções sobre a utilização e os cuidados a ter com as próteses.

EDUCAÇÃO E MOTIVAÇÃO DOS DOENTES

A construção de uma boa relação com o paciente e a educação do mesmo relativamente à sua saúde oral precária e à necessidade de ajuda profissional podem ser auxiliadas pela utilização de uma câmara intra-oral, software educativo, vídeos, imagens 2D e 3D de procedimentos dentários. Softwares como o XCPT, Dentrix e BiteFX podem ser utilizados para uma melhor compreensão dos planos de tratamento retratados de uma forma visualmente convincente.[44]

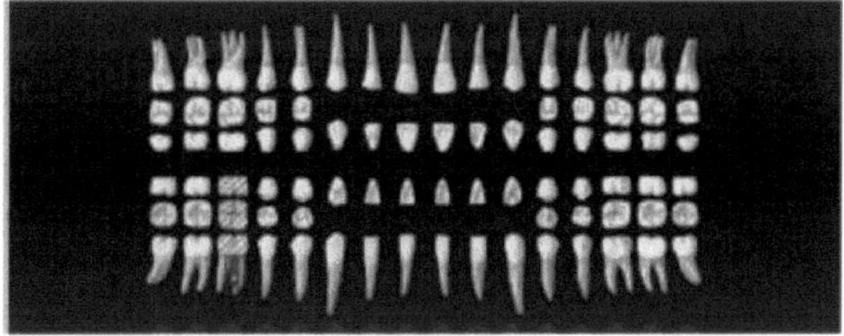

Software Dentrix

Estes softwares digitalizam radiografias analógicas ou captam qualquer radiografia digital e dão ao dentista a possibilidade de anotar a imagem e colocar uma variedade de objectos, coroas, implantes, pilares e enxertos ósseos para explicar ao doente exatamente o que o médico vê.

o médico vê. Podem ser consideradas como uma ferramenta de consulta no local, para criar confiança e poupar tempo, porque o paciente compreende imediatamente as ideias que estão a ser apresentadas. Assim, os resultados do tratamento podem ser visualizados de forma tridimensional e ajudam a motivar melhor o paciente.[15]

Enceramento virtual de diagnóstico:

Um enceramento de diagnóstico gerado por computador, potente e realista, equipado com tecnologia de software, inclui o sorriso do paciente e assegura a encomenda das próteses definitivas. Os enceramentos de diagnóstico virtuais representam uma ferramenta de planeamento e promoção eficiente para os dentistas e uma nova oportunidade de serviço para os laboratórios. O fluxo de trabalho digital permite aos laboratórios reutilizar o desenho do enceramento de diagnóstico na restauração final, poupando tempo e custos ao eliminar a complicada reprodução manual do desenho de diagnóstico.[22]

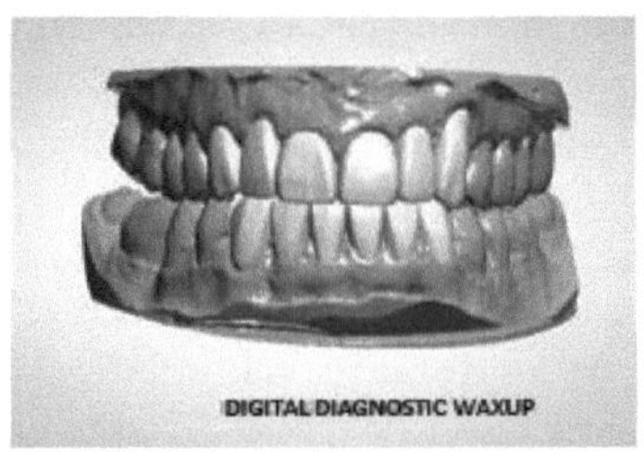

DEPILAÇÃO DE DIAGNÓSTICO DIGITAL

Fluxo de trabalho de enceramento digital

O enceramento de diagnóstico é um passo importante na reconstrução total da boca e pode agora ser efectuado digitalmente para se ter um fluxo de trabalho totalmente digital. O enceramento é fundamental porque fornece o esquema de oclusão do paciente, os números de contacto e as áreas de contacto. A forma da restauração é fundamental para a relação oclusal estática e dinâmica, pois influencia a eficiência da mastigação, a longevidade da restauração e o conforto do paciente. Os estudos avaliaram o efeito e a precisão do enceramento tradicional e digital e os resultados mostram resultados positivos para os fluxos de trabalho totalmente digitais. O fluxo de trabalho digital na reabilitação de boca completa inclui o enceramento digital e o fabrico de restaurações fixas provisórias. Em seguida, as restaurações provisórias são colocadas intra-oralmente e são avaliadas a oclusão, a protrusão, os movimentos laterais, o sorriso, o suporte labial, a fonética e a estética.

Os scanners faciais permitem a conceção de restaurações dentárias que recriam relações harmoniosas entre o rosto e o sorriso. A combinação de scanners faciais e intra-orais para uma O fluxo de trabalho inteiramente digital permite ao clínico obter resultados mais previsíveis, satisfazendo as exigências funcionais e estéticas das reconstruções fixas de boca inteira.[45]

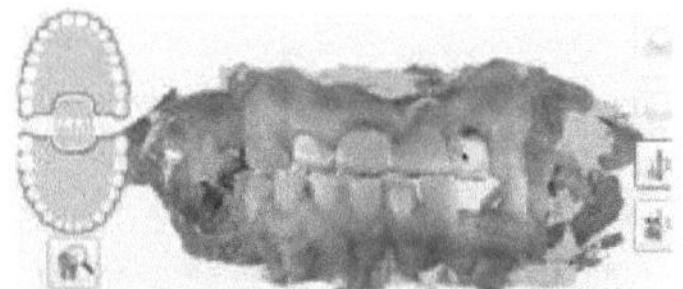

Figure 1. Initial intraoral scan.

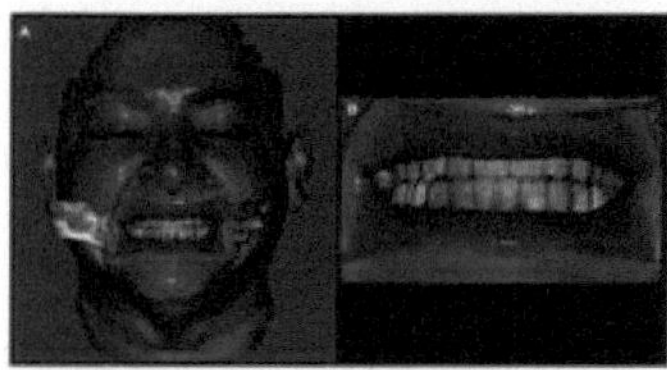

Figure 2. Initial face scan. (**A**)-extra-oral smiling. (**B**) Close-up of the smile.

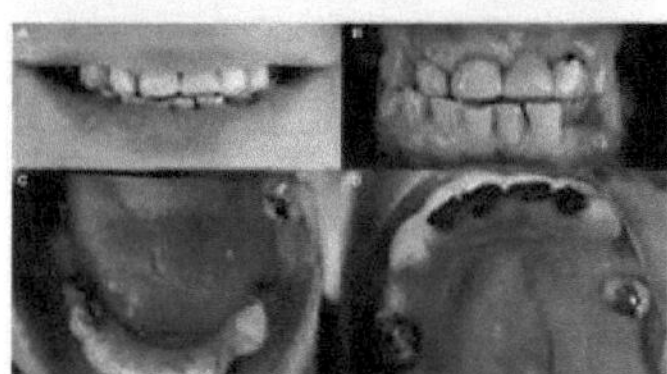

Figure 3. Initial intraoral photos. (**A**) Smile. (**B**) Frontal view in occlusion. (**C**) Occlusal view of the mandible. (**D**) Occlusal view of the maxilla.

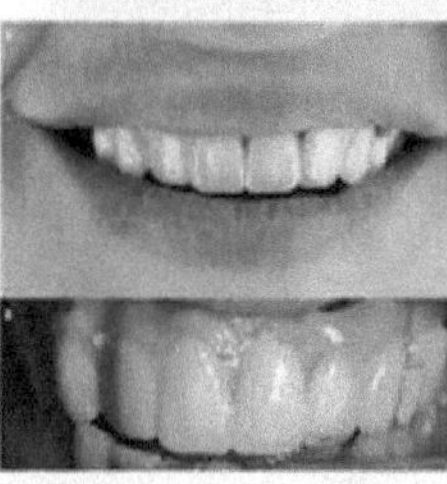

Figure 5. Intraoral mock-up. (**A**) External smile view. (**B**) Intraoral view.

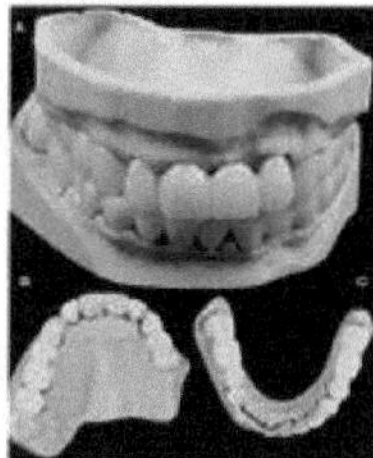

Figure 7. Milled provisional restorations on printed models.

CAPÍTULO 5

IMPRESSÕES DIGITAIS

A precisão e a exatidão dos moldes são fundamentais para a excelência geral e o ajuste marginal das restaurações fixas definitivas. O CAD/CAM oferece aos clínicos, pacientes e técnicos de laboratório métodos que são reprodutíveis e exactos, e permite procedimentos clínicos fáceis de utilizar e de utilizar pelos pacientes. Estão disponíveis sistemas CAD/CAM que digitalizam e criam restaurações fixas no consultório ou que captam impressões digitais no consultório que são depois enviadas para um laboratório. O CAD/CAM no consultório permite aos clínicos fornecer restaurações fixas indirectas na mesma consulta que são precisas e esteticamente agradáveis.

A moldagem digital em consultório permite a criação de modelos exactos que podem depois ser utilizados para o fabrico de restaurações tradicionais ou CAD/CAM, e envolve menos tempo de consultório. No caso da verificação de imagens e da fresagem de modelos nas instalações do fabricante, os procedimentos de controlo de qualidade normalizados também beneficiam o produto final. Em comparação com uma técnica tradicional, o CAD/CAM no consultório não requer qualquer comunicação com um laboratório, e as impressões digitais no consultório permitem uma comunicação perfeita entre o clínico e o técnico de laboratório. A medicina dentária CAD/CAM está a mudar a forma como os médicos fornecem restaurações indirectas aos pacientes, tornando o processo mais fácil de utilizar, fiável e preciso. Os actuais sistemas de consultório com fresagem em cadeira são as máquinas CEREC (Sirona) e E4D (D4D Technologies). Os sistemas de moldagem digital de consultório com transferência de imagens para um laboratório ou unidade de fabrico incluem os sistemas iTero, CEREC e Lava C.O.S.[21]

E4D (D4D Technologies)

O E4D tem unidades de digitalização e de fresagem separadas num carrinho, com comunicação automatizada entre as unidades. O scanner reflecte a luz diretamente sobre o dente, utilizando um laser de luz vermelha que oscila a 20.000 ciclos por segundo para captar a série de imagens e criar um modelo 3D. Esta tecnologia requer que o scanner seja mantido a uma distância específica acima do dente, com a ajuda de batentes de borracha na cabeça do scanner, e que a área seja centrada para a obtenção de imagens (com a ajuda de um guia no ecrã). Não é necessário digitalizar a arcada oposta, uma vez que a oclusão e a altura oclusal das restaurações fresadas são avaliadas a partir da arcada da preparação e de uma imagem de uma mordida de registo físico. O dentista tem a oportunidade de examinar o preparo de diferentes aspectos para verificar a precisão e visualizar a restauração proposta antes da fresagem. O componente de fresagem inclui um painel de ecrã tátil que fornece orientação durante o processo. A digitalização é transferida para a máquina de fresagem (com transmissão sem fios ou com fios) e a restauração é fresada de ambos os lados em simultâneo.

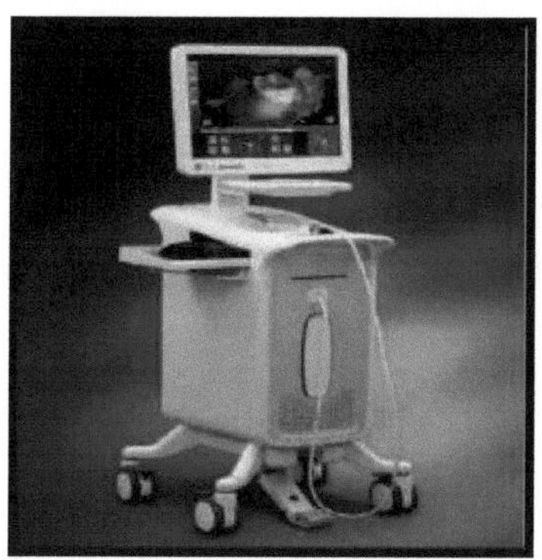

Sistema E4D

CEREC

O novo CEREC AC dá aos dentistas a opção de implementar o fabrico no consultório ou de enviar as imagens digitais com o CEREC CONNECT diretamente para o laboratório, onde a restauração pode ser fresada diretamente ou pode ser criado um modelo para o fabrico tradicional da restauração. A transferência para o laboratório só é possível se o laboratório tiver o CEREC CONNECT. O scanner funciona utilizando luz azul visível proveniente de díodos emissores de luz (LEDs) com comprimentos de onda de luz mais curtos do que os modelos CEREC anteriores, aumentando a precisão da digitalização. A aquisição de imagens é mais rápida com o CEREC AC do que com os modelos anteriores devido à captura contínua de uma série de imagens pelo scanner uma vez em posição. A oclusão é registada através do simples varrimento das arcadas, e o papel de articulação digital no ecrã mostra onde existem contactos. As imagens da interdigitação dos dentes opostos também mostram se existe espaço interoclusal suficiente para a restauração. Depois de o médico ter verificado que a preparação digital e o espaço interoclusal são satisfatórios, o sistema marca digitalmente as margens e fornece uma versão digital da restauração proposta antes do seu fabrico. O centro de fresagem CEREC MC XL pode ser utilizado para criar contornos completos

coroas em seis minutos. Em alternativa, pode ser utilizada a unidade de fresagem compacta MC L. Podem ser criados todos os tipos de restaurações indirectas.[21]

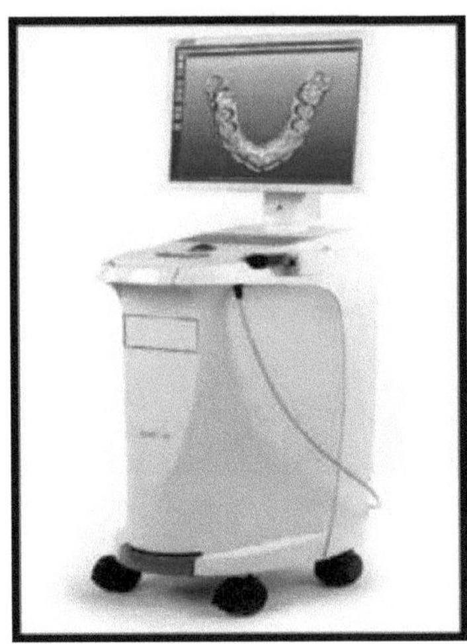

Fig. 25: Sistema CEREC

Lava C.O.S.

O scanner Lava C.O.S. contém 192 LEDs e 22 sistemas de lentes com uma luz azul pulsante e utiliza vídeo contínuo para captar os dados que aparecem no ecrã tátil do computador durante a digitalização. São capturados quase 2.400 conjuntos de dados por arcada. Depois de digitalizar a preparação do dente, o dentista pode rodar e ampliar a vista no ecrã e pode também mudar da imagem 3-D para uma vista 2-D. A arcada completa é digitalizada após a conclusão da imagiologia da preparação, seguida do quadrante oposto, e a oclusão é avaliada através da digitalização a partir do aspeto vestibular com os dentes em oclusão e visualizando as arcadas digitalmente. A informação laboratorial é completada após a digitalização. As imagens podem ser transmitidas diretamente para um laboratório autorizado, onde o técnico de laboratório marca digitalmente as margens e secciona o modelo virtual antes de o enviar digitalmente para o fabricante. O modelo é então virtualmente escavado, articulado e enviado para o centro de fabrico de modelos para estereolitografia (SLA) para criar modelos em acrílico. Estes modelos podem então ser utilizados para técnicas laboratoriais convencionais ou para restaurações CAD/CAM. A máquina de laboratório Lava C.O.S. também está disponível para criar copings CAD/CAM (subestruturas).[21]

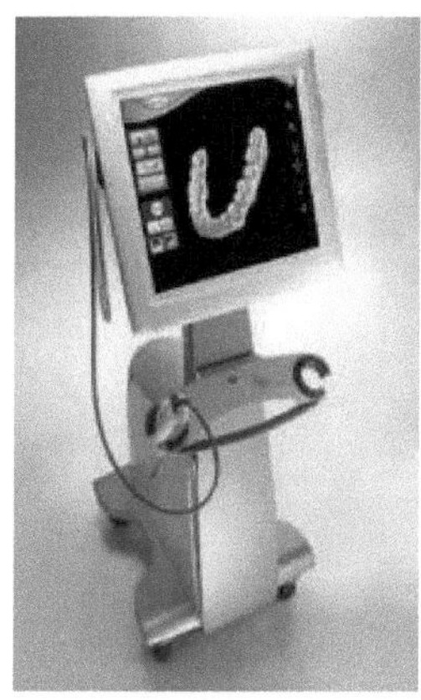

Fig 26: Sistema LAVA C.O.S.

iTero

O scanner de impressão digital iTerochairside utiliza imagens confocais paralelas para captar uma impressão digital 3D da superfície do dente, dos contornos e da estrutura gengival. Capta 100.000 pontos de luz laser e tem imagens de focagem perfeita de mais de 300 profundidades focais. O sistema capta 3,5 milhões de pontos de dados para cada arcada. O scanner tem a capacidade de captar preparações para coroas, pontes, inlays e onlays. A emissão de luz paralela do scanner, que não necessita de ser mantido a uma distância definida do dente e que também efectua a leitura ao tocar nos dentes, permite a deteção de contornos angulares. Durante a digitalização, é dada uma série de indicações visuais e verbais que são personalizadas para o paciente que está a ser tratado e que orientam o médico durante o processo de digitalização. Para cada preparação, é registada uma vista facial, lingual, mesio-proximal e disto-proximal em cerca de 15 a 20 segundos, após o que os dentes adjacentes são digitalizados a partir do aspeto facial e lingual. A oclusão é captada através de duas vistas interoclusais com o doente em posição cêntrica, após o que o dentista pode visualizar a imagem em 30 segundos e verificar se o espaço interoclusal é suficiente para a restauração planeada antes de o doente sair. Não é necessário qualquer material de registo de mordida. O sistema iTero só permite que a digitalização comece após o registo da prescrição para a restauração (a "folha de laboratório") ter sido concluída no programa, assegurando que a prescrição é totalmente introduzida, com a opção de digitalizar primeiro qualquer arcada, deixando o clínico escolher dependendo do procedimento. Um fluxo de processo pode ser visualizado no ecrã. Após a captura das imagens, a impressão digital é transmitida para as instalações do fabricante e para o laboratório dentário selecionado. Não existem restrições quanto à escolha do laboratório dentário pelo dentista. O fabricante fresa os modelos numa máquina de fresagem de 5 eixos, utilizando um material de resina patenteado. Simultaneamente, o técnico do laboratório dentário pode exportar o ficheiro de impressão digital para o seu sistema CAD/CAM e iniciar o fabrico de coifas e/ou restaurações de cobertura total. Com a estação de trabalho CAD iTero, o técnico de laboratório dentário também pode aparar digitalmente os moldes virtuais onde existe evidência de tecido mole a colidir com a margem. O modelo de resina também pode ser utilizado para uma técnica laboratorial tradicional.[21]

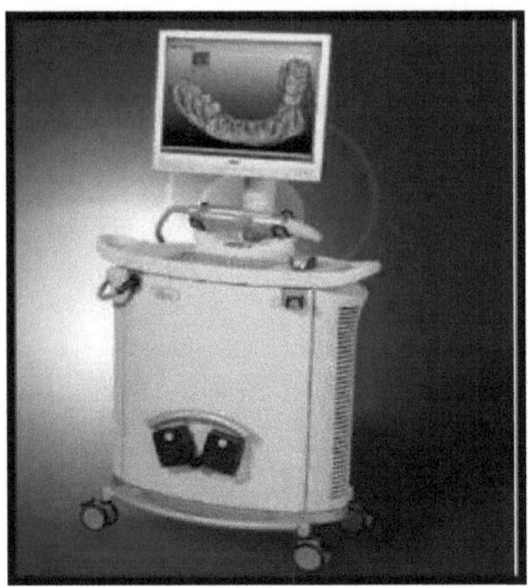

Fig. 27: Sistema iTero

Todos os moldes tradicionais requerem um campo seco e visível para uma moldagem exacta. Os scanners CAD/CAM também requerem um campo seco e visível para a digitalização. As impressões tradicionais têm a capacidade de deslocar pequenas quantidades de fluido crevicular durante a realização da impressão e podem empurrar contra o tecido gengival, mas isto também é uma fonte de vazios e defeitos na impressão final. Os scanners digitais não conseguem ver através de qualquer fluido ou tecido gengival e, obviamente, não têm a capacidade de deslocar tecido perto da margem. Para criar um molde mestre exato, o scanner ótico deve ser capaz de ver e captar toda a margem da restauração e a superfície do dente ou da raiz imediatamente apical à margem. A digitalização digital deve incluir uma gestão adequada dos tecidos para garantir a exatidão. A retração dos tecidos moles e o controlo da humidade são essenciais neste processo (também são essenciais para a obtenção de moldes tradicionais clinicamente excelentes). Uma digitalização digital deve captar toda a margem da restauração, bem como aproximadamente 0,5 mm da superfície do dente/raiz apicalmente à margem. Esta informação é necessária ao ceramista ou à fresadora para reproduzir o perfil de emergência correto, ou "silhueta de egressão" para a restauração final.

Vantagens:

1. As digitalizações demoram menos tempo do que as impressões convencionais, incluindo os registos de mordida, e poupam o manuseamento de material e as despesas. Indicado para pacientes que têm tendência a engasgar-se durante a realização de uma impressão, garantindo assim um maior conforto.
2. Para além da velocidade de aquisição de imagens em comparação com as técnicas tradicionais, uma vez aprendida a técnica de imagiologia, as imagens digitais serão precisas para o laboratório e não haverá necessidade de repetir impressões a pedido do laboratório, poupando material e esforço do médico.
3. A digitalização demora três a quatro minutos, em comparação com quase o dobro do tempo para uma técnica tradicional de impressão e registo de mordida. Também não existem restrições de material, o que resulta num menor risco de erros clínicos ou laboratoriais, sem risco de erros devido à distorção dos materiais de impressão ou de registo de mordida.
4. A precisão da digitalização da oclusão e das superfícies oclusais ajuda a reduzir o tempo necessário para pequenos ajustes oclusais na consulta de colocação.

Com o avanço da tecnologia, estes conceitos de moldagem digital eliminarão a necessidade de manusear/manipular materiais, reduzindo também as hipóteses de erro que podem ocorrer desde o início da moldagem até à obtenção de um molde para fabricar a prótese e pedir ao doente que a experimente. Esta abordagem é certamente mais conservadora e minimamente invasiva em termos de aceitação por parte do médico e do doente.[31]

CAPÍTULO 6

SISTEMA CAD-CAM E SEU FUNCIONAMENTO

No início do século XX, o Dr. William H. Taggart introduziu o processo de fundição por cera perdida na medicina dentária para a construção de coroas e pontes, que foi adaptado do método então utilizado no sector da joalharia. Os desenvolvimentos de novos polímeros durante as décadas de 1940 e 1950 resultaram na utilização de resinas acrílicas para próteses, polímeros ácidos para cimentos de restauração e monómeros para materiais de restauração de resina composta. A descoberta por Branemark das propriedades especiais do titânio metálico não demorou muito a traduzir-se numa explosão da implantologia dentária. Assim, a medicina dentária demonstrou estar à frente das disciplinas médicas na adoção de novos materiais e novas tecnologias. E também na utilização de novas tecnologias como o CAD/CAM (desenho assistido por computador/fabricação assistida por computador).

O CAD/CAM começou a sua vida dentária nos anos 70, sendo Duret e Preston os primeiros a explorar a sua aplicação em medicina dentária. Seguiu-se o trabalho de Moermann na década de 1980, que levou ao desenvolvimento do sistema CEREC®. O CAD/CAM tornou-se agora uma tecnologia bem aceite na maioria dos laboratórios dentários modernos e por alguns clínicos empreendedores no consultório.[19]

O desenvolvimento do CAD/CAM baseia-se em três elementos, nomeadamente: (1) aquisição de dados

(2) tratamento de dados

(3) fabrico

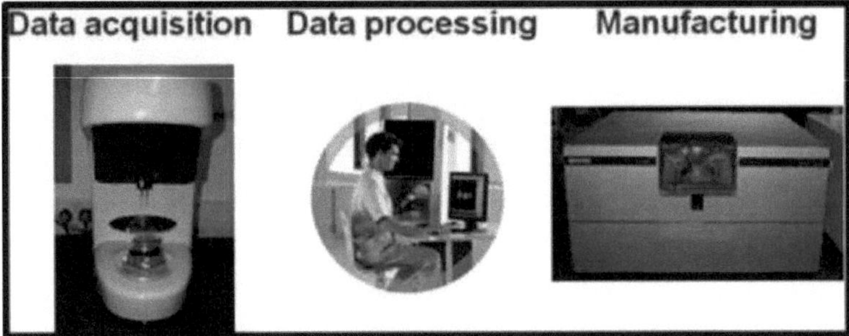

O desenvolvimento das tecnologias CAD-CAM introduziu novas vias de processamento e novos materiais. O aumento exponencial da potência dos computadores resultou em grandes avanços em todos estes domínios. A recente introdução de scanners intra-orais, que atualmente existem em grande número no mercado, é um exemplo disso. Por exemplo, o sistema LavaTM C.O.S. capta aproximadamente 20 conjuntos de dados 3D por segundo e modela os dados em tempo real. Assim, é possível criar um modelo 3D da cavidade oral diretamente com um sistema deste tipo, sem necessidade de tirar uma impressão, moldar um modelo e depois digitalizar o modelo com um dos muitos scanners a laser atualmente disponíveis. O modelo digital pode agora ser utilizado para desenhar a restauração e existem atualmente muitos pacotes de software disponíveis para o desenho de restaurações dentárias, tais como coroas, pontes e estruturas de próteses parciais. Alguns fornecedores de software podem agora afirmar que o seu software de prótese parcial pode efetuar o levantamento, desenho e enceramento de uma estrutura de prótese parcial em menos de 20 minutos.

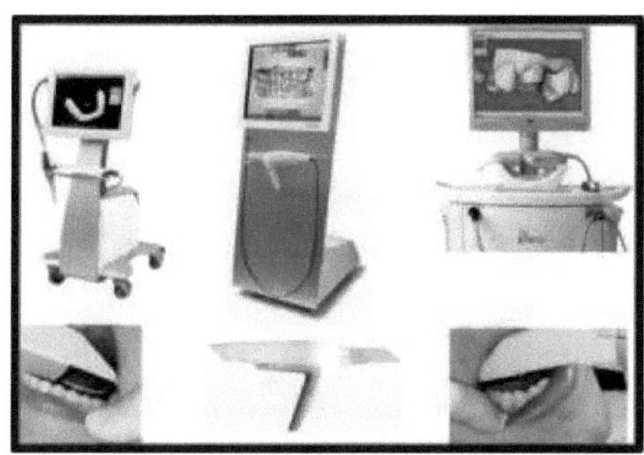

Scanners intra-orais

Um outro desenvolvimento nas tecnologias CAD/CAM utilizadas em medicina dentária é a transição de sistemas fechados para sistemas de acesso aberto. Enquanto no passado a digitalização, o desenho e o fabrico eram efectuados num sistema fechado (por exemplo, CEREC®), cada vez mais a tecnologia está a ser aberta e os componentes de um sistema CAD/CAM podem ser adquiridos separadamente. Isto cria uma flexibilidade muito maior, na medida em que os dados podem ser adquiridos a partir de uma série de fontes (scanner intra-oral, digitalizador de modelos por contacto ou a laser, TAC, RMN), o software de desenho adequado pode ser combinado com o objeto a ser fabricado (por exemplo, estruturas de coroas e pontes, estruturas de próteses parciais, implantes personalizados e pilares de implantes). Outra consequência muito importante da transição dos sistemas fechados para os sistemas abertos é o facto de abrir o acesso a uma gama muito mais vasta de produtos de fabrico

de modo a que possam ser selecionados os processos de fabrico mais adequados e os materiais associados. Assim, já não se está limitado pelas tecnologias de maquinação controladas numericamente por computador que são atualmente utilizadas na maioria dos sistemas CAD/CAM dentários.

FABRICO SUBTRACTIVO

Se olharmos para onde estamos hoje, então o CAD/CAM em medicina dentária baseia-se principalmente no processo de fabrico subtrativo. A tecnologia com a qual a maioria das pessoas está familiarizada é a maquinação controlada numericamente por computador, que se baseia em processos nos quais as máquinas-ferramentas motorizadas, tais como serras, tornos, fresadoras e prensas de perfuração, são utilizadas com uma ferramenta de corte afiada para cortar mecanicamente o material de modo a obter a geometria desejada, com todos os passos controlados por um programa de computador. Assim, começa-se com um bloco de material e a máquina corta as partes que não são desejadas. Foi demonstrado que a utilização deste método reduz consideravelmente o tempo de produção global e que modelos complexos, que de outra forma seriam difíceis e/ou impossíveis de realizar pelos processos dentários convencionais, podem ser construídos com bastante facilidade. Estas tecnologias atingiram um elevado grau de sofisticação com novas tecnologias como a maquinação por descarga eléctrica, a maquinação eletroquímica, a maquinação por feixe de electrões, a maquinação fotoquímica e a maquinação por ultra-sons. Hoje em dia, todas estas vias de processamento são abrangidas pela maquinagem subtractiva. No entanto, como se pode imaginar, este método de fabrico é muito desperdiçador, uma vez que é removido mais material do que aquele que é utilizado no produto final.[23]

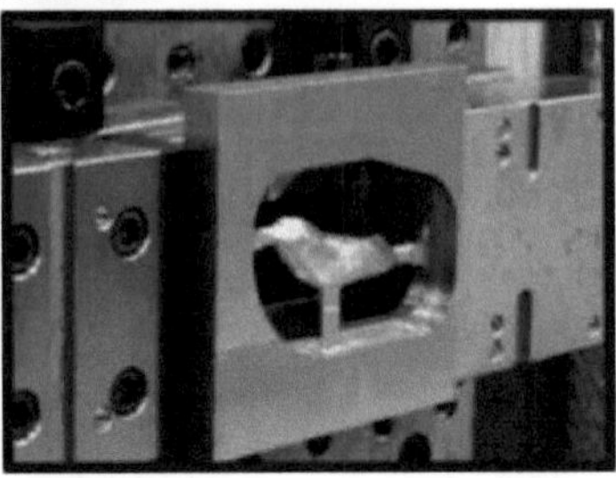

Bloco de material utilizado no fabrico de um onlay mandibular

Atualmente, na indústria aeroespacial, fala-se muito da relação peso/voo de um avião. Isto refere-se ao peso do material que tem de ser utilizado em relação ao peso do material no produto final, como um avião. A indústria aeroespacial utiliza materiais caros e, por isso, preocupa-se em poupar custos reduzindo a relação peso/voo. Por exemplo, uma redução de 1 kg no peso pode poupar 3000 dólares em combustível por ano, o que significa uma poupança potencial a longo prazo de muitos milhares de milhões de dólares. Do mesmo modo, esta é uma preocupação da indústria automóvel. Em consequência deste esforço de redução de custos, tem havido uma grande transição do fabrico de peças por processos subtractivos para o chamado fabrico aditivo. A utilização de métodos aditivos para o fabrico é mais vantajosa, uma vez que muitos dos problemas associados à fresagem podem ser facilmente ultrapassados. A principal vantagem deste tipo de fabrico é a capacidade da técnica para criar detalhes finos, tais como cortes inferiores, espaços vazios e geometrias internas complexas. Outra limitação dos actuais sistemas CAD-CAM dentários é que o processo não se presta facilmente à produção em massa, como coroas e pontes, uma vez que só pode ser maquinada uma peça de cada vez.

FABRICO ADITIVO

O fabrico aditivo é definido pela American Society for Testing and Materials (ASTM) como: O processo de juntar materiais para fazer objectos a partir de dados de modelos 3D, normalmente camada sobre camada, por oposição às metodologias de fabrico subtractivas.

Em princípio, o processo funciona através da obtenção de um ficheiro 3D de computador e da criação de uma série de cortes transversais. Cada fatia é depois impressa uma em cima da outra para criar os objectos 3D. Uma caraterística atractiva deste processo é o facto de não haver desperdício. Tradicionalmente, os processos de fabrico aditivo começaram a ser utilizados na década de 1980 para fabricar protótipos, modelos e padrões de fundição. Assim, tem as suas origens na prototipagem rápida (PR), que é o nome dado à produção rápida de modelos utilizando o fabrico de camadas aditivas. Atualmente, o fabrico aditivo descreve tecnologias que podem ser utilizadas em qualquer parte do ciclo de vida do produto, desde a pré-produção (ou seja, prototipagem rápida) até à produção em grande escala (também conhecida como fabrico rápido) e mesmo para aplicações de ferramentas ou personalização pós-produção. Trata-se de um domínio em evolução extremamente rápida, com um enorme investimento no desenvolvimento de tecnologias de fabrico melhoradas, e que está a mudar a forma como fazemos as coisas. Atualmente, o fabrico aditivo é utilizado para uma gama muito mais vasta de aplicações e é mesmo utilizado para fabricar peças com qualidade de produção em quantidades relativamente pequenas. Alguns escultores utilizam a tecnologia para produzir formas complexas para exposições de artes plásticas.

Assim, o fabrico aditivo está a fazer a transição de modelos de prototipagem rápida para o fabrico de peças reais para utilização como produtos finais. O equipamento está a tornar-se competitivo com as técnicas de fabrico tradicionais em termos de preço, velocidade, fiabilidade e custo de utilização. Isto, por sua vez, levou à expansão da sua utilização na indústria e registou-se um crescimento explosivo nas vendas e na distribuição do equipamento. Além disso, está a surgir uma nova indústria para criar software que permita uma utilização mais eficaz da tecnologia. É provável que a utilização da tecnologia cresça, especialmente porque atualmente é possível comprar uma impressora 3D por menos de 3500,00 dólares. Consequentemente, estão a surgir em todo o mundo centros que fornecem serviços de impressão 3D. Um desenvolvimento interessante é a RepRap, que é uma impressora 3D de secretária capaz de imprimir objectos de plástico. A RepRap foi descrita como uma máquina auto-replicante, uma vez que muitas peças são feitas de plástico e a RepRap pode imprimir essas peças. Paralelamente a estes desenvolvimentos, o número de materiais que a indústria utiliza aumentou consideravelmente e as máquinas modernas podem utilizar uma vasta gama de polímeros, metais e cerâmicas. À medida que a indústria faz a transição de protótipos para dispositivos funcionais, os materiais disponíveis começarão a desempenhar um papel muito mais importante. Quando se produz um protótipo, é suficiente que tenha bom aspeto, mas à medida que avançamos para objectos funcionais, como implantes personalizados e próteses orais, os materiais e as suas propriedades tornam-se muito mais importantes. Vale a pena referir que o processo de fabrico aditivo é, de facto, ideal para a medicina dentária, que tem uma tradição de produzir peças personalizadas feitas para se adaptarem ao doente e não o contrário. Esta é uma grande oportunidade para a medicina dentária e já existe uma enorme variedade de tecnologias de fabrico de aditivos que podemos utilizar e que incluem:

- Estereolitografia (SLA).
- Modelação por deposição fundida (FDM).
- Fusão selectiva por feixe de electrões (SEBM)
- Formação de pó por laser.
- Impressão a jato de tinta.

Esta lista não é de modo algum exaustiva e todos os dias é acrescentada alguma coisa nova. Abaixo, algumas destas tecnologias são descritas quanto ao seu funcionamento e à forma como são ou podem ser utilizadas em medicina dentária.

ESTEREOLITOGRAFIA (SLA)

O termo "estereolitografia" foi introduzido pela primeira vez em 1986 por Charles W. Hull, que o definiu como um método de fabrico de objectos sólidos através da impressão sucessiva de camadas finas de um material curável por ultravioleta, umas sobre as outras.

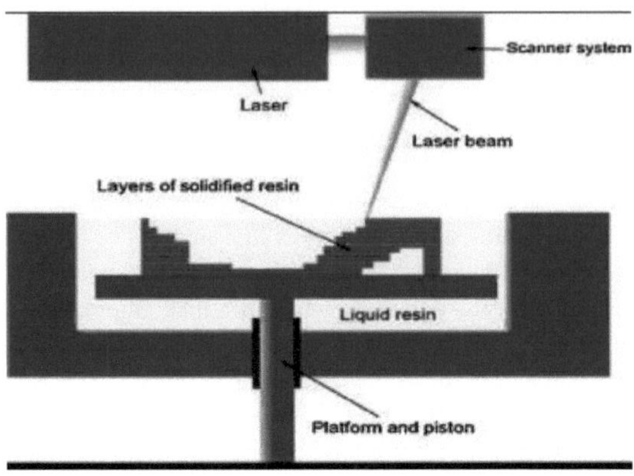

Processo SLA

Um feixe concentrado de luz ultravioleta é focado na superfície de uma cuba cheia de fotopolímero líquido e, à medida que o feixe de luz atrai o objeto para a superfície do líquido, uma camada de resina é polimerizada ou reticulada. O objeto é construído camada a camada, até se obter um objeto sólido. O processo de fabrico básico é o seguinte:

- Um modelo 3D do objeto desejado é criado num programa CAD.
- Um pacote de software divide o modelo CAD em camadas finas, que podem ir de 5 a 20 camadas por milímetro e quanto mais camadas, melhor a resolução.
- O laser faz a leitura da resina líquida na cuba e esta fixa-se, criando assim a primeira camada.
- A plataforma desce para a cuba por uma fração de um milímetros e o laser faz a leitura da camada seguinte.
- Este processo é repetido camada a camada até o modelo estar completo.
- Uma vez concluída a execução, os objectos são lavados com um solvente para remover a resina não curada e, em seguida, colocados num forno ultravioleta que cura completamente a resina.

Este não é um processo particularmente rápido e, dependendo do tamanho e do número de objectos a criar, o laser pode demorar um ou dois minutos para cada camada. Se o objeto for pequeno, é possível produzir vários ao mesmo tempo, uma vez que se encontram lado a lado no tabuleiro. Uma das primeiras aplicações das tecnologias de fabrico aditivo foi a produção de modelos físicos da anatomia humana com base em dados de TAC utilizando a SLA. Os modelos de SLA começaram a ser utilizados na medicina e na medicina dentária para o planeamento de procedimentos cirúrgicos e como meio de construção de implantes personalizados, tais como cranioplastias, pavimentos orbitais eonlays.[47]

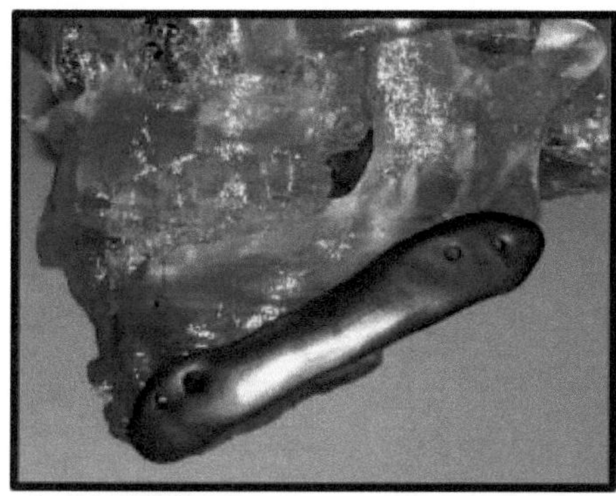

Modelo SLA com um onlay de titânio

Nos primeiros trabalhos, a tónica era colocada no desenvolvimento dos modelos, que eram utilizados como modelo para a estampagem de um implante de titânio[48] ou o implante era maquinado. Atualmente, a SLA é utilizada por rotina para produzir guias cirúrgicos para a colocação de implantes dentários. A sua utilização está a ser gradualmente alargada para incluir o fabrico de coroas e pontes temporárias e modelos de resina para fundição por cera perdida.

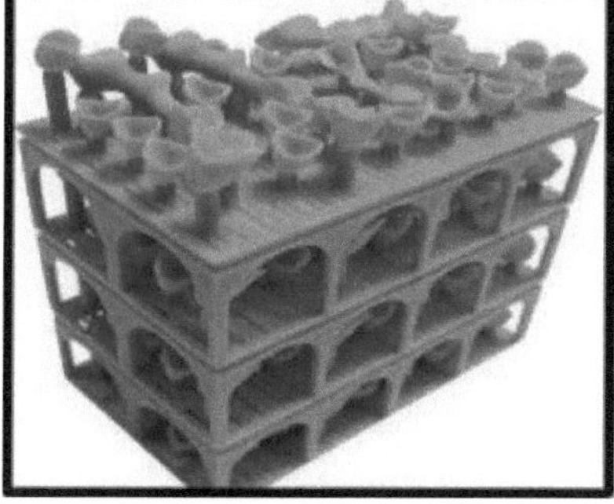

modelo de fundição de investimento em resina produzido pela Envisiontec

MODELAÇÃO POR DEPOSIÇÃO FUNDIDA (FDM)

Existem várias técnicas que se inserem no âmbito da modelação por deposição fundida. De um modo geral, estes métodos baseiam-se na extrusão dos materiais a partir de um bocal e incluem o fabrico de filamentos fundidos (FFF), em que um fio de um material termoplástico é alimentado através de um bocal aquecido. Outra abordagem consiste em alimentar o material a partir de um reservatório através de uma seringa, como no caso do bioplotter.

O fabrico de filamentos fundidos é uma tecnologia de fabrico aditivo normalmente utilizada para aplicações de modelação, prototipagem e produção. A tecnologia foi desenvolvida por S. Scott Crump no final da década de 1980 e foi comercializada em 1990.

A FFF funciona com base no princípio da colocação do material em camadas. Um filamento de plástico ou um fio metálico é desenrolado de uma bobina e fornece material a um bocal de extrusão que pode ligar e desligar o fluxo. O bocal é aquecido para fundir o material e pode ser movido nas direcções horizontal e vertical por um mecanismo de controlo numérico, diretamente controlado por um pacote de software. O modelo ou peça é produzido através da extrusão de pequenos grânulos de um material termoplástico para formar camadas à medida que o material endurece imediatamente após a extrusão do bocal. Os motores passo-a-passo ou servo-motores são tipicamente empregues para mover a cabeça de extrusão.

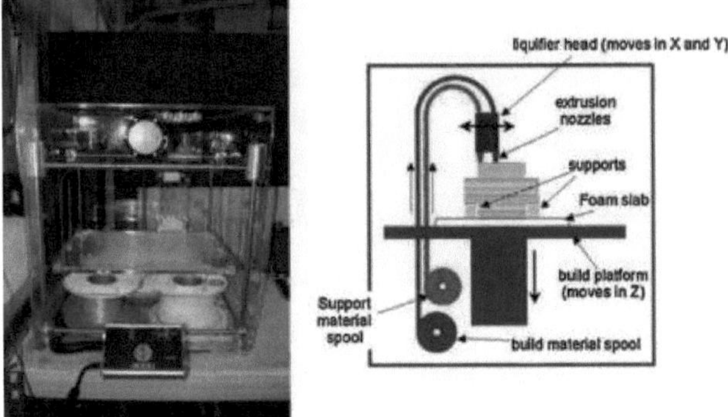

Aparelho e esquema de fabrico de filamentos fundidos

Existem vários materiais disponíveis com uma gama de propriedades térmicas e de resistência. Para além do polímero de acrilonitrilo-butadieno-estireno (ABS), policarbonatos, policaprolactona, polifenilsulfonas e ceras, pode ser utilizado um material solúvel em água para criar suportes temporários durante o processo de fabrico. Este material de suporte solúvel é rapidamente dissolvido com equipamento de agitação mecânica especializado. É interessante notar que esta tecnologia ainda não apareceu nos jornais dentários para o fabrico de restaurações dentárias, a não ser como intermediário para produzir padrões de cera para posterior fundição. Isto não significa que não esteja a ser pensada e é provável que estejam em curso investigações que ainda não chegaram à fase de publicação. Um exemplo é uma patente atribuída à Jeneric/Pentron Inc., que descreve a utilização de uma pasta cerâmica sob a forma de um filamento ou fio que pode ser utilizado para fabricar restaurações dentárias utilizando o fabrico de filamentos fundidos. No entanto, esta patente foi registada em 2003 e, até à data, não parece ter sido criado qualquer produto dentário comercial a partir dela. Enquanto o fabrico por filamento fundido se baseia numa alimentação por fio, a alternativa é utilizar um reservatório de material que pode, tal como no FFF, ser extrudido através de um bocal e colocado em camadas para criar uma estrutura 3D. O bioplotter utiliza esta abordagem e é capaz de imprimir em múltiplos materiais para construir uma estrutura 3D.

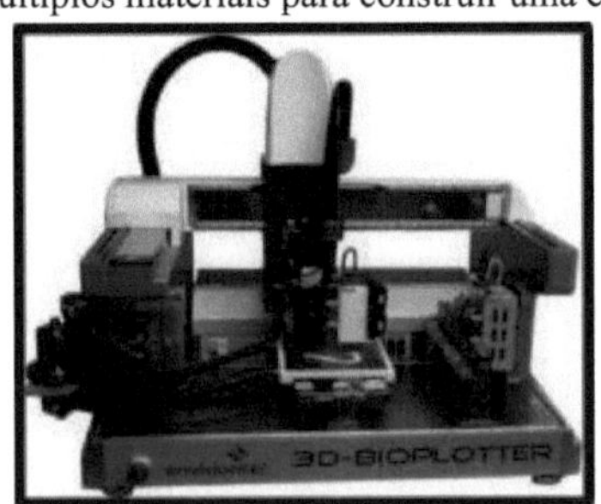

Bioplotter 3D da Envisionte

A principal aplicação da bioplotter é a modelação de andaimes para engenharia de tecidos e impressão de órgãos. Um dos atractivos da Bioplotter da Envisiontec - A bioplotter é a sua capacidade de utilizar uma vasta gama de materiais, incluindo pastas cerâmicas (HAP e TCP) para a criação de estruturas ósseas porosas, polímeros bioreabsorvíveis como a policaprolactona e/ou o poli-l-lactido para a administração de medicamentos e ágar, gelatina, quitosano, colagénio, alginato e fibrina como transportadores de células que são utilizadas na impressão de órgãos. O bioplotter tem uma resolução de apenas alguns micrómetros, o que significa que é capaz de criar padrões microestruturais que melhoram a invasão, proliferação, distribuição e diferenciação das células na estrutura porosa.[49] As partes do corpo humano que estão a ser criadas incluem vasos sanguíneos, ossos e tecidos moles. Ao utilizar uma microsseringa, o pormenor que pode ser impresso pode produzir padrões suficientemente finos para orientar os vasos sanguíneos que crescem no suporte.

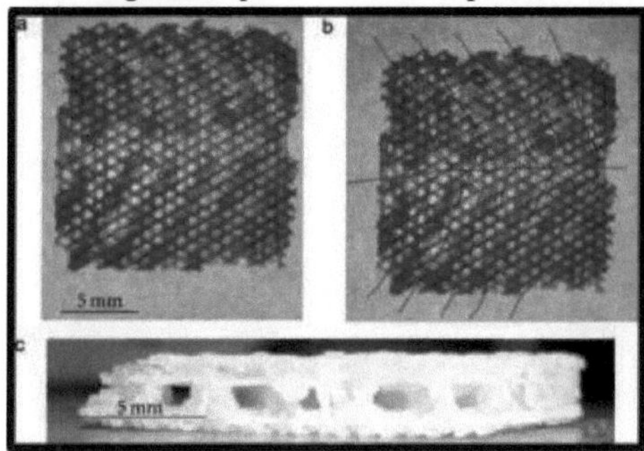

fabricado com PCL, segundo Muller et al.

TÉCNICAS DE MOLDAGEM DE PÓS A LASER

O fabrico de aditivos com base em laser, como a fusão selectiva a laser (SLM) e a sinterização selectiva a laser (SLS), é conseguido através da orientação de um laser de alta potência, utilizando espelhos, para um substrato constituído por uma fina camada de pó. Quando o feixe atinge o pó, cria uma poça de fusão e as partículas de pó fundem-se. Depois de cada secção transversal ser digitalizada, o leito de pó é baixado numa espessura de camada, é aplicada uma nova camada de material por cima e o processo é repetido até a peça estar concluída. Esta tecnologia é muito utilizada em todo o mundo devido à sua capacidade de produzir geometrias muito complexas diretamente a partir de dados CAD digitais. Embora tenha começado como uma forma de construir peças protótipo no início do ciclo de conceção, está a ser cada vez mais utilizada no fabrico de séries limitadas para produzir peças de utilização final. A terminologia utilizada pode ser algo confusa, especialmente porque ainda está a evoluir e não existe um acordo comum sobre a forma de diferenciar claramente as várias técnicas. Quando se processam polímeros e cerâmica, a indústria refere-se geralmente a esta técnica como sinterização selectiva por laser, enquanto que para os metais os termos utilizados são SLM ou DMLS (sinterização direta de metais por laser).

Em comparação com outros métodos de fabrico de aditivos, a SLS/SLM pode produzir peças a partir de uma gama relativamente ampla de materiais em pó disponíveis no mercado. Estes incluem uma vasta gama de polímeros, como a poliamida, para produzir uma prótese facial, polietileno de peso molecular ultra-elevado, policaprolactona para fornecer andaimes funcionalmente graduados, misturas de polímeros, como a policaprolactona e fármacos, para atuar como dispositivos de administração de fármacos[50] e compósitos, como misturas de hidroxiapatite e polietileno e poliamida, para produzir andaimes personalizados para engenharia de tecidos. Pode ser utilizada uma gama de pós metálicos que inclui aço, titânio, ligas de titânio e ligas de Co/Cr. O processo físico pode envolver a fusão total, a fusão parcial ou a sinterização em fase líquida. Dependendo do material, é possível atingir até 100% de densidade com propriedades de material comparáveis às dos métodos de fabrico convencionais. Em muitos casos, um grande número de peças pode ser embalado no leito de pó, permitindo níveis muito elevados de produtividade. A tecnologia está a começar a ser amplamente aceite para a construção de implantes, tais como análogos de osso, implantes ortopédicos e dentários com caraterísticas de superfície porosa para crescimento ósseo, coroas e pontes dentárias e estruturas de próteses parciais.

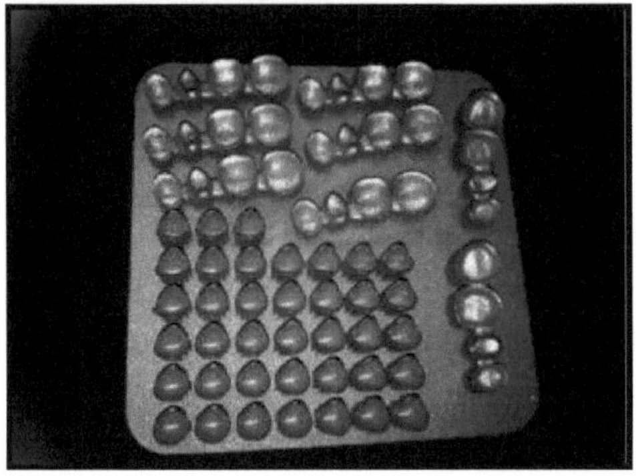

restaurações dentárias efectuadas com a máquina SLM a laser concetual

Quando se considera a utilização da sinterização selectiva por laser para produzir peças médicas e dentárias a partir de pós cerâmicos puros, há ainda algum caminho a percorrer e muitos problemas a resolver. No entanto, estão em curso alguns estudos promissores, como a produção de estruturas ósseas feitas de uma vitrocerâmica porosa de apatitewollastonite[51] . No Instituto Fraunhofer de Tecnologia Laser, na Alemanha, parece ter sido possível produzir uma estrutura de ponte em zircónio por fusão selectiva a laser.

TECNOLOGIAS DE IMPRESSÃO A JACTO DE TINTA

As impressoras de jato de tinta são capazes de imprimir com uma resolução muito elevada através da ejeção de gotas de tinta extremamente pequenas. A impressão a jato de tinta funciona através da projeção de pequenas gotas individuais de "tinta" em direção a um substrato. Neste contexto, a tinta pode ser qualquer coisa, desde uma solução aquosa de corantes e aglutinantes a uma suspensão cerâmica, como a utilizada em alguns estudos para produzir restaurações dentárias de zircónio ou uma solução celular para produzir construções de tecidos. A tinta é forçada através de um pequeno orifício por uma variedade de meios, incluindo pressão, calor e vibração. Uma abordagem consiste em construir o objeto camada por camada a partir da deposição de gotículas para formar uma camada do material e depois depositar a camada seguinte. Para serem utilizadas no fabrico de aditivos, as gotículas de líquido devem mudar de fase para sólido aquando da deposição no substrato, ao imprimir um padrão. Dependendo do material depositado, a mudança de fase pode ocorrer por secagem, transferência de calor e luz UV ou reação química. Outro método funciona de forma semelhante à abordagem SLS/SLM, em que uma fina camada de pó é espalhada, mas em vez de utilizar um laser, uma cabeça de jato de tinta imprime um aglutinante. Esta última

tecnologia é a única que permite a impressão de objectos multicoloridos em todo o espetro de cores.
A gama de impressoras polyjet da Object é um exemplo de uma tecnologia de impressão a jato de tinta disponível no mercado que se desenvolve camada a camada através da deposição de gotículas de um polímero e que, à medida que cada camada se forma, é curada por luz UV. A empresa já está a explorar uma vasta gama de aplicações dentárias, tais como a reprodução de modelos dentários, guias de brackets ortodônticos e guias cirúrgicos para colocação de implantes, protectores bucais, aparelhos de apneia do sono e até facetas de prova. Uma caraterística particular desta tecnologia é o facto de poder imprimir um objeto utilizando dois materiais com propriedades muito diferentes. Assim, seria possível produzir um protetor bucal com regiões duras e macias e pode fazê-los com cores diferentes.[52]
Um exemplo da abordagem pó/aglutinante são as máquinas Z-Corp, que utilizam um aglutinante colorido em até quatro cabeças de jato de tinta, podendo assim produzir qualquer cor desejada. O pó é tipicamente sílica de grão fino e o aglutinante é constituído por uma solução aquosa de corantes, normalmente magenta, ciano e amarelo, e uma resina que actua como cola para as partículas de pó. O produto, uma vez fabricado, é bastante frágil até que as porosidades entre as partículas de pó tenham sido infiltradas com outra resina, como um cianoacrilato.
Esta tecnologia tem sido utilizada para produzir estruturas porosas de polifosfato de cálcio (CPP) para engenharia de tecidos. As partículas de CPP são misturadas com acetato de polivinilo e são ligadas umas às outras por injeção com o ligante que dissolve o PVA, produzindo pontes de ligação entre as partículas de CPP. O ligante é queimado e, em seguida, o artigo é sinterizado, produzindo um andaime poroso. Ao utilizar uma combinação diferente de materiais, a Universidade de Sheffield está a utilizar esta tecnologia para desenvolver próteses coloridas de tecidos moles.

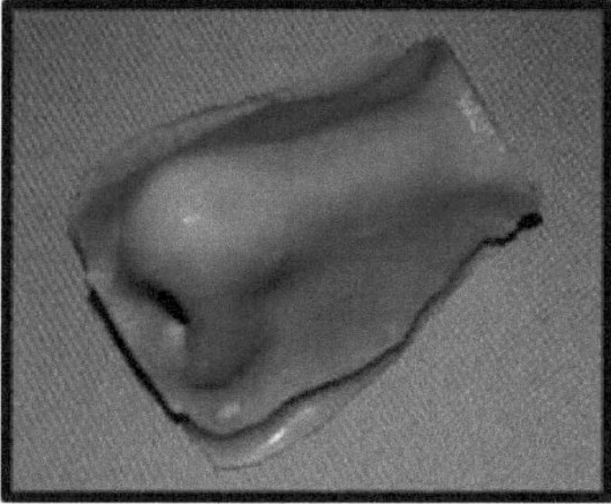

Prótese de tecidos moles colorida

Com as melhorias na velocidade, fiabilidade e precisão do hardware, o fabrico aditivo irá competir seriamente com o fabrico tradicional na criação de produtos de utilização final. Uma vantagem do fabrico aditivo é que elimina grande parte da mão de obra dispendiosa e altamente qualificada associada ao fabrico tradicional. Outra caraterística do fabrico aditivo é o facto de poder fabricar qualquer número de produtos complexos em simultâneo, desde que as peças caibam no envelope de construção da máquina. Assim, a produção de cerca de 50 unidades de coroas dentárias, que normalmente demoraria um tempo considerável utilizando a fundição por cera perdida, pode literalmente ser feita num dia.[52]

CAPÍTULO 7

FLUXO DE TRABALHO DIGITAL EM PRÓTESES COMPLETAS

O acrónimo CAD/CAM representa a conceção assistida por computador (CAD) e o fabrico assistido por computador (CAM). Em algumas indústrias, é utilizado um termo equivalente, CAD/NC (Controlo Numérico). Com esta tecnologia de conceção e fabrico, o software CAD define a geometria de um objeto, enquanto a programação CAM dirige o processo de fabrico. A componente de fabrico CAM foi efetivamente desenvolvida antes da tecnologia CAD. Na década de 1950, os fabricantes adoptaram pela primeira vez ferramentas controladas por um sistema de números e letras para produzir objectos com formas complexas de forma precisa e repetível (Controlo Numérico ou NC). As fitas de papel alimentavam com dados numéricos as máquinas que posicionavam e dirigiam as ferramentas para criar a forma do objeto em produção.[53] O primeiro programa de software CAM do mundo que utilizava uma ferramenta de programação de controlo numérico, denominado PRONTO, foi desenvolvido em 1957 pelo Dr. Patrick J. Hanratty, que é frequentemente referido como o pai da tecnologia CAD/CAM. Só no final dos anos 60 é que as máquinas de controlo numérico se tornaram comercialmente disponíveis. No entanto, o desenvolvimento começou em 1962, como resultado de uma linguagem de programação NC universal e melhorada, conhecida como Automatically Programmed Tools (APT), criada no Massachusetts Institute of Technology. Surpreendentemente, a introdução do Desenho Assistido por Computador (CAD) teve pouco impacto nos processos de Controlo Numérico Computadorizado (CNC) até ao desenvolvimento efetivo de aplicações CAD melhoradas. Isto resultou numa ligação duradoura entre o software CAD e CAM1 e as máquinas, e a tecnologia expandiu-se a partir desse momento.

Aplicações dentárias iniciais

No início dos anos 80, a tecnologia CAD/CAM era utilizada para produzir restaurações dentárias clínicas quando Andersson imaginou a utilização de titânio para o fabrico de coroas. Andersson selecionou o titânio devido à biocompatibilidade estabelecida de que tinha tomado conhecimento através do trabalho pioneiro de Branemark, reconhecido pelo desenvolvimento e introdução de implantes dentários contemporâneos. Uma vez que, na altura, não era possível fundir titânio, as restaurações dentárias eram fabricadas através de outro processo. Em 1982, Andersson desenvolveu a parte CAM do processo de fabrico, utilizando uma combinação de erosão por faísca e fresagem por cópia. Nesse mesmo ano, cimentou a primeira coroa completa de titânio fabricada com CAM. Andersson reconheceu rapidamente que a potencial comercialização do processo seria dispendiosa e que os processos de fabrico resultantes envolveriam a digitalização, uma constatação que levou ao desenvolvimento do processo de fabrico CAD. As suas actividades pioneiras tornaram-se comercialmente disponíveis como o método Procera de fabrico de coroas em 1983. O sistema Procera foi subsequentemente adquirido pela Nobel pharma (atualmente Nobel Biocare) em 1988. A patente que serviu de base ao processo de produção de 1982 não limitava o fabrico à utilização de um molde definitivo físico do dente preparado, mas incluía a utilização potencial de uma preparação virtual do dente e de um molde definitivo derivado de um computador. Andersson indicou que a primeira coroa Procera CAD/CAM, derivada de um ficheiro de computador em vez de um molde de gesso convencional, foi fabricada por volta de 1990. Outra aplicação dentária importante da tecnologia CAD/CAM também ocorreu na década de 1980.

Mormann4 desenvolveu um interesse em restaurações com a cor dos dentes. Queria que os dentistas pudessem produzir restaurações inlay duradouras na cadeira, digitalizando preparações de cavidades intra-oralmente e utilizando os dados CAD resultantes para formar uma restauração de cerâmica que se ajustasse ao dente preparado, utilizando a tecnologia CAM. Mormann desenvolveu um protótipo de dispositivo CAD/CAM em 1983, e o sistema tornou-se totalmente funcional em 1985. Em setembro desse mesmo ano, Mormann colocou a primeira restauração de cerâmica fabricada em consultório com o equipamento introduzido e comercializado como sistema CEREC 1 (Sirona DentalSystems LLC, Charlotte, NC). Essa primeira restauração clínica foi um inlay de porcelana feldspática MOD fabricado para um segundo molar superior esquerdo.[54] O desenho e a fresagem de coroas unitárias, próteses dentárias fixas parciais e uma variedade de componentes e próteses de implantes tornaram-se, desde então, procedimentos clínicos e laboratoriais relativamente comuns. Apesar destes muitos avanços, a tecnologia CAD/CAM ainda não foi utilizada para o fabrico de próteses completas convencionais.

TRANSIÇÃO PARA PRÓTESE TOTAL

Fabrico Desde 1995, o autor principal tem utilizado uma série de procedimentos clínicos destinados a facilitar o fabrico de dentaduras completas convencionais e próteses sobre implantes. Estes mesmos procedimentos também podem ser adaptados para o fabrico de próteses completas com a tecnologia CAD/CAM, quando esta estiver disponível comercialmente. A técnica clínica é diferente dos métodos convencionais de próteses completas, na medida em que requer impressões que registem a forma das superfícies intaglio e cameo das bases das próteses completas, ao mesmo tempo que identificam locais musculares e fonéticos adequados para a colocação de dentes protéticos. No futuro, será possível digitalizar a morfologia registada através desta técnica e transferir esses dados digitais para um programa de software CAD, onde os dentes protéticos podem ser virtualmente colocados nas posições adequadas. Em seguida, um técnico de laboratório dentário pode exportar a forma da base da prótese e a morfologia da disposição dos dentes para uma máquina de fresagem para o fabrico de próteses completas maxilares e mandibulares.

Como um passo adicional para além desta técnica clínica, um protótipo de programa CAD, conhecido como o Programa de Arranjo Dentário 3D, foi desenvolvido pelo autor principal com o auxílio de programadores informáticos em 2009. Este protótipo de software foi criado com os 4 objectivos seguintes:

1) Testar a programação do software e obter a opinião dos estudantes e dos professores sobre a sua conceção e utilização;

2) Ajudar os alunos a visualizar os diferentes tipos de esquemas oclusais que podem ser criados para próteses completas, sendo capazes de produzir movimentos mandibulares entre diferentes tipos de dentes opostos de próteses tridimensionais (3-D);

3) Ensinar os alunos a arranjar os dentes virtualmente antes de efetuar o procedimento laboratorial real; e

4) Permitir que os professores desenvolvam uma biblioteca de arranjos dentários aceitáveis e inadequados para avaliar a competência dos alunos. Este programa foi utilizado pela primeira vez por estudantes de medicina dentária do segundo ano da Faculdade de Medicina Dentária da Universidade de Loma Linda, no outono de 2010, durante o curso pré-clínico de prótese total. As aplicações educacionais e os benefícios deste programa serão descritos numa publicação posterior.

TÉCNICA CLÍNICA

A técnica seguinte inclui todos os passos necessários para produzir impressões definitivas maxilares e mandibulares das arcadas edêntulas de forma a permitir a aplicação da tecnologia CAD/CAM. O objetivo geral é fazer impressões definitivas da arcada edêntula que capturem as cristas e os bordos edêntulos (vestíbulos), registando o máximo possível do tecido mole funcional que estará em contacto com as superfícies faciais das bases da prótese localizadas oclusalmente aos bordos da prótese. Além disso, as impressões devem registar as posições musculares e fonéticas adequadas para a colocação de próteses dentárias.

Moldes de impressão

As impressões de edêntulos podem ser efectuadas utilizando uma moldeira personalizada ou uma moldeira de stock que pode ser moldada para se adaptar à forma da arcada de cada paciente e fornecer as extensões de rebordo necessárias.

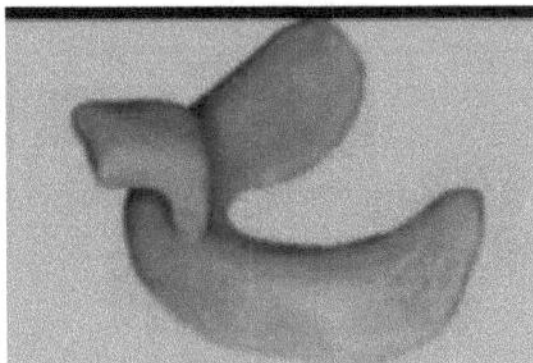

Fig 28:Tabuleiro personalizado

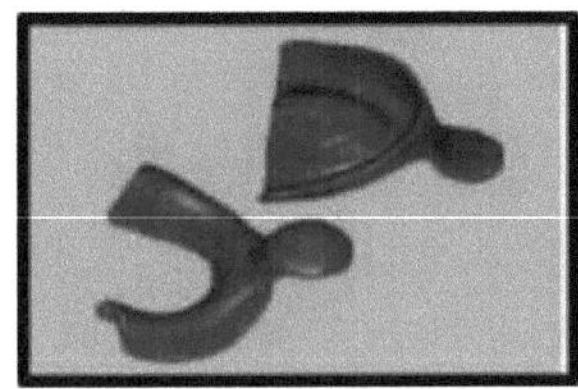

Fig. 29: Moldeira moldável para maxilar e mandíbula

Fig. 30: Tabuleiro de termoplástico moldado amolecido

As novas moldeiras termoplásticas (Vident, Brea, Califórnia), especificamente concebidas para pacientes edêntulos, foram desenvolvidas pelo Dr. Stephen Wagner. São vantajosas para esta técnica, uma vez que as moldeiras podem ser adaptadas à forma da arcada edêntula, amolecendo cada moldeira num banho de água a 80°C durante 1 minuto (não é necessário temperar) e adaptando-a depois intraoralmente para se ajustar aos contornos específicos da arcada edêntula de cada doente. No estado amolecido, os bordos da moldeira podem ser aparados com uma tesoura se as extensões tiverem de ser encurtadas. Da mesma forma, o material amolecido pode ser esticado ou adicionado quando a moldeira precisa de ser alargada para alcançar os pontos de referência desejados. Depois de a moldeira ter sido personalizada para se ajustar à arcada, apenas os bordos são amolecidos e a musculatura do paciente é activada para moldar os bordos amolecidos.

Moldagem mandibular

Depois de a moldeira de impressão ter sido selecionada, personalizada ou de reserva, e adaptada à boca do paciente, é realizada a moldagem dos bordos. Recomenda-se um material de moldagem de polissiloxano vinílico de corpo médio (Aquasil Monophase Smart Wetting Impression Material; Dentsply Intl Inc, Milford, Del) para este procedimento porque a moldagem completa pode ser removida da boca e reposicionada intra-oralmente várias vezes sem alterar negativamente o material polimerizado e as extensões dos bordos. Um material de impressão de corpo leve (Aquasil LV Smart Wetting Impression Material; Dentsply Intl Inc) é então utilizado para completar a impressão mandibular.

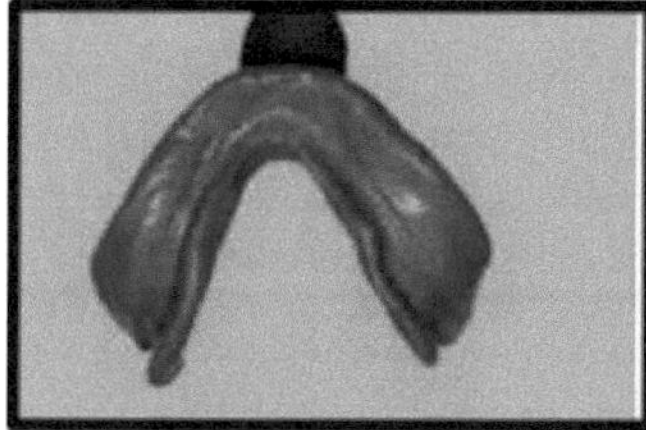

Impressão mandibular em polivinil siloxano

A técnica de moldagem da zona neutra posterior mandibular

Quando a moldagem do bordo e a impressão definitiva estiverem concluídas, é efectuada uma impressão da zona neutra[55] na superfície oclusal da moldeira, removendo o material de impressão que possa ter-se estendido para a superfície oclusal da moldeira e revestindo-a com adesivo.

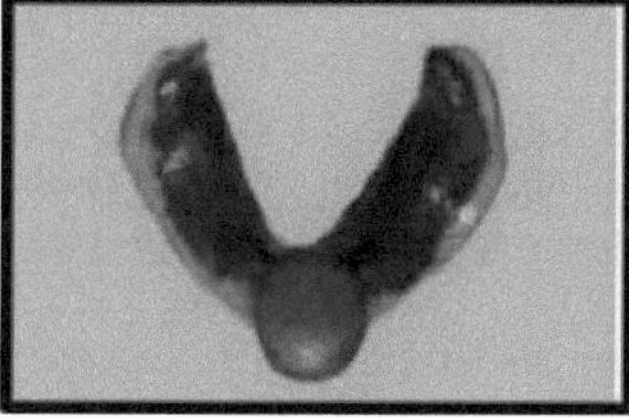

Superfície oclusal da moldeira revestida com adesivo

É fundamental preservar o material de moldagem mais próximo dos bordos da moldeira, uma vez que este registou a forma da mucosa bucal de contacto correspondente. O material de moldagem de polissiloxano vinílico de corpo médio (AquasilMonophase Smart Wetting Impression Material, Dentsply Intl Inc) é então dispensado ao longo de toda a superfície oclusal da moldeira, desde cada área das almofadas retromolares da moldeira até à pega, a uma altura vertical suficiente para atingir o nível do centro das almofadas retromolares bilateralmente.

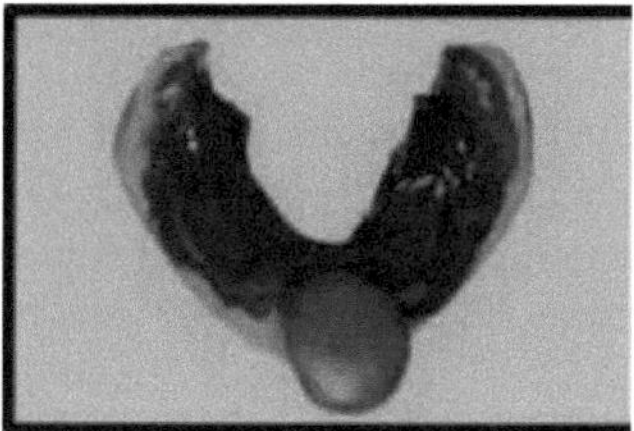

Polivinil siloxano de corpo médio expresso na superfície oclusal da moldeira

A impressão é imediatamente colocada intra-oralmente e pede-se ao doente que engula 3 vezes seguidas enquanto pressiona os lábios em conjunto e pressiona a língua lateralmente contra os lábios e as bochechas. Estes movimentos da boca e da língua activam a musculatura oral, pelo que o material de impressão é comprimido entre os músculos do lábio inferior, das bochechas e da língua, registando assim a localização da zona neutra posterior. Após completar estes movimentos, o paciente é instruído a relaxar a mandíbula e a língua. A impressão pode ser removida num espaço de tempo tão curto como 2 minutos, se necessário, para conforto do doente. Se o material não tiver polimerizado completamente, terá sido desenvolvida viscosidade suficiente para estabelecer a forma desejada da zona neutra. A deglutição repetida e a consequente compressão do material de moldagem entre a língua e as bochechas expulsa o material de moldagem oclusalmente.

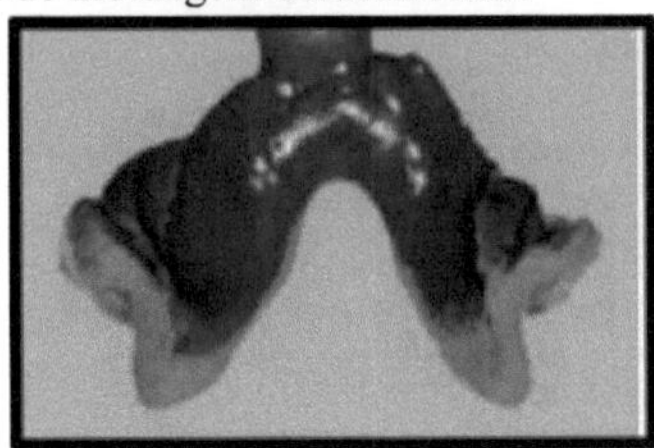

O doente é instruído para efetuar todos os movimentos da língua

Os bordos laterais da língua criam normalmente uma depressão na superfície lingual do material de impressão. São de esperar diferenças na forma das depressões, dadas as variações na pressão registada pela língua contra os molares inferiores. De acordo com Frohlich et al, a força varia de 11,3 kPa a 49,6 kPa, com uma pressão média de 27,7 kPa. Noutro estudo realizado por estes mesmos autores, foi registada uma pressão máxima de 2,8 kPa a 39,1 kPa pela língua contra a face lingual do segundo pré-molar e primeiro molar inferiores durante a deglutição.[56] Com um bisturi, o material é cortado no sentido faciolingual na profundidade da depressão.

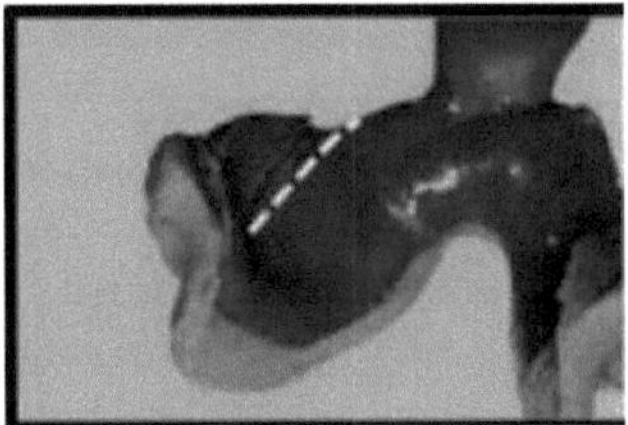

A linha pontilhada mostra a profundidade da depressão da língua

A experiência tem mostrado que o aspeto mais profundo da depressão lingual está tipicamente localizado verticalmente em torno do centro das almofadas retromolares, um nível que é útil na aproximação da altura do plano oclusal mandibular. Depois de seccionar a impressão da zona neutra, forma-se uma plataforma oclusal plana que representa a localização faciolingual da zona neutra posterior e fornece um guia fisiológico para o posicionamento posterior dos dentes.

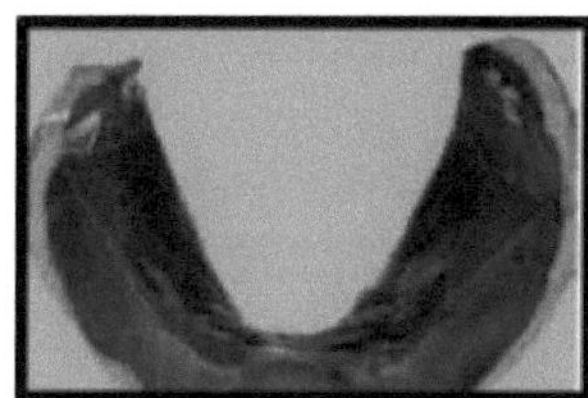

Material de impressão cortado

Posicionamento do dente anterior mandibular Impressões

Por vezes a pega da moldeira mandibular interfere com a morfologia lingual do aspeto anterior da impressão da zona neutra. Quando isto acontece, a pega da moldeira deve ser removida juntamente com qualquer material de moldagem que possa estar a cobrir o aspeto oclusal da moldeira na área onde os dentes anteriores mandibulares vão ficar localizados.

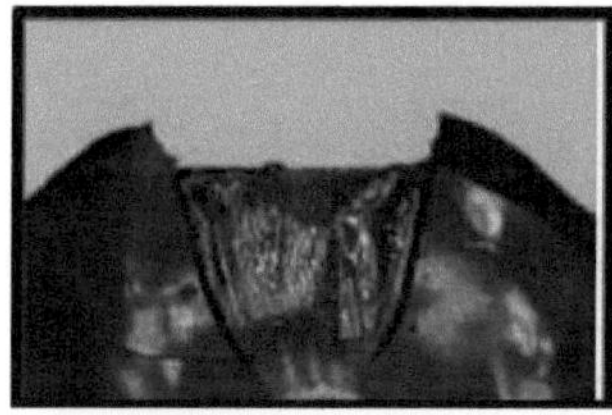

Retirar a pega da moldeira e a impressão lingual

O adesivo do material de impressão é aplicado e o material de impressão de corpo médio é dispensado sobre esta região anterior exposta.

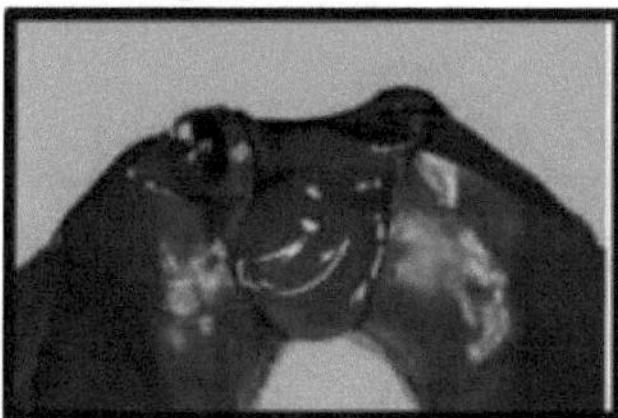

material de impressão de corpo médio dispensado

A moldeira é colocada intra-oralmente e o paciente é instruído a engolir uma vez e depois a pronunciar as letras "Q" e "U" 3 vezes consecutivas para moldar a área lingual.

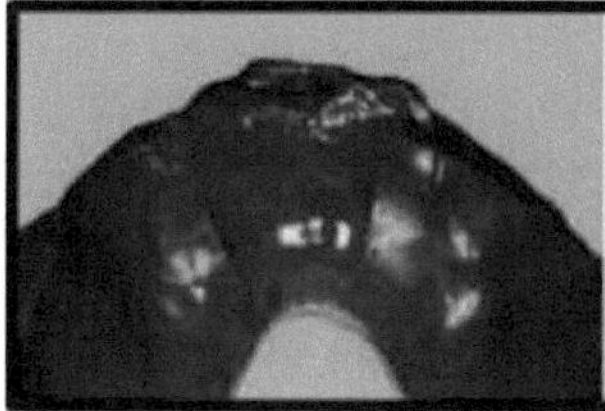

Material de impressão moldado

Depois de o doente ter completado estes sons, o lábio inferior é agarrado e puxado facialmente para que a impressão possa ser removida sem que o lábio desloque o material de

impressão. Embora a pressão do lábio em repouso contra esta área seja ligeira (média de 0,9 kPa), ainda é capaz de deslocar o material de impressão não polimerizado.
Também é possível formar a face anterior da moldeira de impressão, cortando o material de impressão facial sem perturbar a forma lingual e aplicando adesivo.

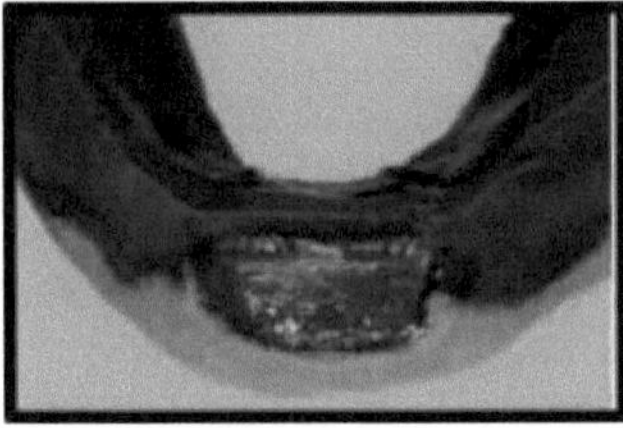

Material de impressão facial removido

Depois de distribuir o material de moldagem de corpo médio e voltar a colocar a moldeira, pede-se ao paciente que pronuncie as letras "Q" e "U" 3 vezes seguidas e depois diga a palavra "Natal" 3 vezes. Assim que o paciente terminar de pronunciar a palavra "Natal", o lábio inferior é afastado anteriormente do material de impressão e a moldeira é removida para que o material anterior possa polimerizar sem ser deslocado pelo lábio inferior. Quando a polimerização estiver concluída, o material é aparado de modo a ficar nivelado com as áreas posteriores da zona neutra.

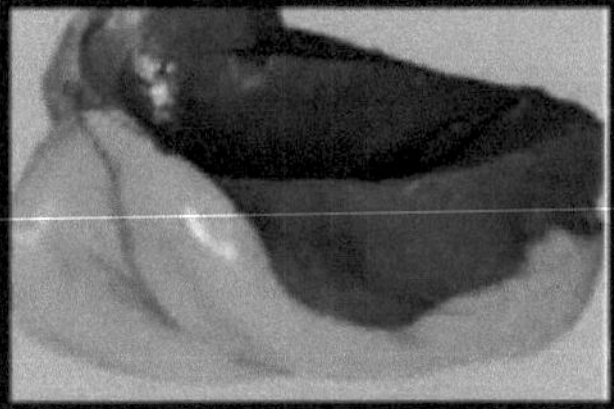

Moldagem de material de moldagem facial

A produção dos sons necessários para formar as letras "Q" e "U", e dizer a palavra "Natal", ativa os músculos do queixo, bem como os músculos associados ao ângulo mentolabial. Estes movimentos faciais, por sua vez, criam a forma da base da prótese anterior mandibular.

Moldagem dos maxilares

Tal como acontece com a mandíbula, as impressões dos maxilares edêntulos podem ser efectuadas com uma moldeira personalizada ou de stock. A extensão posterior da moldeira é determinada pela localização da linha vibratória que delineia a transição entre o tecido imóvel do palato duro e o tecido móvel do palato mole. Esta linha é localizada pedindo ao doente que diga "Ahh"[57] e marcando a junção entre o tecido mole móvel e fixo com um lápis ou marcador indelével (Dr. Thompson's Sanitary Color Transfer Applicators; Great Plains Dental Products Co Inc, Kingman, Kans). Apare ou estique a moldeira de modo a que o seu bordo posterior coincida com a localização e a forma desta linha vibratória. A profundidade a que o tecido mole anterior à linha vibratória pode ser deslocado determina a profundidade do selamento palatino posterior.
A espessura palatina da moldeira de impressão maxilar deve ser suficiente para garantir a rigidez da moldeira, mas não deve ser excessiva. É preferível uma espessura de 2 mm. Esta dimensão é crítica para que a espessura da moldeira não interfira com o desenvolvimento dos

contornos palatinos, uma vez que a fala do paciente será utilizada para produzir movimentos da língua que, por sua vez, moldam o material de impressão de polissiloxano vinílico de corpo médio que será aplicado na superfície de cameo da porção palatina da moldeira.

Em seguida, a moldagem maxilar é efectuada de modo a registar com precisão a morfologia da crista edêntula e as extensões dos bordos. Na superfície facial da moldeira, o material de moldagem de corpo leve deve ser estendido o mais possível oclusalmente para além dos flanges, através de movimentos musculares e manipulativos efectuados durante a moldagem dos bordos. É através deste processo que são formadas as superfícies faciais de contacto com os tecidos da prótese.

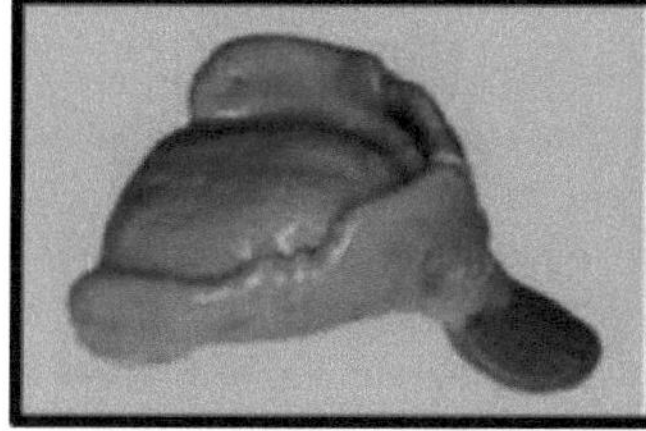

impressão maxilar efectuada

Se existirem áreas na superfície facial da moldeira onde a morfologia da superfície do camafeu não tenha sido completamente registada, deve ser aplicado mais adesivo de moldeira na(s) área(s) afetada(s), seguido de uma camada fina de material de moldagem adicional de corpo claro.

ANÁLISE DA FALA EM PRÓTESE DENTÁRIA

A avaliação clínica da fala tem sido fundamental para a prótese dentária. Foram desenvolvidos vários testes de articulação para avaliar a qualidade da fala e da fonética. O teste de estrofes de Morrison, a leitura de prosa de Guichet, as frases de teste de Chierici e Lawson e o teste de articulação de 12 frases de Kestenberg são alguns exemplos. No estudo de Howell[58] , os sujeitos leram "The Rainbow Passage". Silverman[59] concebeu um método para avaliar a fonética, conhecido como o "espaço de fala mais próximo", que ainda é utilizado. O som "S" é utilizado para identificar a maior aproximação dos incisivos centrais, fornecendo informações sobre a posição intercuspídea. Vários estudos registaram a distância média entre estas duas posições.[60]

Utilização da língua durante a fala para registar a morfologia palatal

A língua, com a sua capacidade de mudar de posição e forma, é o principal articulador das consoantes na fala. Ela entra em contacto com regiões específicas do palato duro, do rebordo alveolar e dos dentes, e também muda de posição e de forma para pronunciar cada vogal. Os movimentos da língua durante a fala são cruciais para registar a captação dos contornos do palato, uma vez que a pressão resultante da língua pode ser utilizada para produzir palatogramas. Um palatograma é uma representação gráfica da área de contacto entre a língua e o palato durante a fala, mapeando eficazmente as áreas de contacto da língua.[61] Esta técnica, desenvolvida por Oakley-Coles, é utilizada para avaliar a natureza do contacto língua-palato durante a fala.

Os palatogramas de próteses completas maxilares foram efectuados com vários materiais diferentes: aplicando pó de talco na superfície palatina seca de uma prótese completa maxilar e observando onde foi removido pela língua como resultado da fala;

1) Aplicar amido de milho no palato de uma dentadura e depois observar onde foi removido

pela língua;

2) pulverização de um meio de marcação em aerossol verde sobre o palato da prótese e observação das zonas que ficaram humedecidas e, consequentemente, escurecidas pelo contacto com a língua;

3) aplicar cera utilitária no palato e fazer com que o doente fale, moldando assim a cera mole;

4) aplicar cera de impressão no palato da prótese e observar as áreas que se tornaram brilhantes e suaves quando contactadas pela língua, em oposição a outras áreas onde a cera ficou baça devido à falta de contacto com a língua; e

5) aplicar uma mistura fina de hidrocolóide irreversível no palato de uma prótese e utilizar a fala para criar uma forma palatina personalizada.

Embora existam variações individuais no contacto língua-palato, foram criados mapas representativos. Os palatogramas, representações gráficas do contacto língua-palato, foram registados com dispositivos electrónicos e electropalatografia (EPG). Os dispositivos de EPG são tipicamente palatos de resina acrílica personalizados com sensores. O grau de pressão da língua e a área de contacto variam em função dos sons produzidos, pelo que é utilizada uma vasta gama de sons. As consoantes linguais-alveolares são fundamentais para registar a morfologia palatal. Uma vez que os testes de palavras isoladas podem não ser fiáveis para avaliar a fonética, devem ser lidas em voz alta frases que abranjam uma gama de sibilantes e outros sons.

Técnica clínica para determinar a morfologia palatina:

A morfologia do palato é registada colocando material de impressão de polissiloxano vinílico de corpo médio na superfície do palato, substituindo a impressão intra-oralmente e instruindo o paciente a ler as 13 frases de estímulo em voz alta. É aconselhável ensaiar este passo com a impressão na boca do paciente, mas antes de injetar o material de impressão na moldeira. Em vez de tentar capturar todo o palato numa só sessão, recomenda-se um processo de 2 passos. Primeiro, o aspeto posterior da moldeira é desbastado e, em seguida, é colocada uma espessura de 3 mm de material de moldagem de polissiloxano vinílico de corpo médio na área dos segundos molares bilateralmente e ao longo do bordo posterior da moldeira. O aspeto posterior do palato é desenvolvido primeiro na área dos segundos molares, ao mesmo tempo que a extensão posterior do palato mole é formada pela colocação de material de moldagem de corpo médio nessa área da moldeira. O paciente é instruído a ler a seguinte frase 3 vezes: "O Rei Gregório está a engasgar-se". A pronúncia das palavras desta frase faz com que a língua molde foneticamente o material de impressão, definindo assim a região do segundo molar juntamente com a extensão palatina posterior. Em segundo lugar, para capturar a forma restante da inclinação palatina, é aplicada uma camada de 3 mm de espessura de material de moldagem de corpo médio na restante parte do palato. O doente é imediatamente instruído para ler as primeiras 12 frases de estímulo por ordem. As primeiras 12 frases são lidas em voz alta e depois repetidas na mesma ordem para completar a forma do declive lingual do palato.

Não existem sons da fala que estabeleçam os contornos da porção central do palato. Esta porção da base da prótese é formada produzindo uma transição suave entre a morfologia palatina previamente desenvolvida num lado da arcada com o contorno palatino correspondente no lado oposto da arcada e desenvolvendo a espessura apropriada na área central do palato nas impressões digitalizadas. Como alternativa à leitura de 13 frases de estímulo, foram desenvolvidas pelos autores 2 frases que incluem todas as consoantes capazes de produzir contacto língua-palato. A utilização destas frases alternativas implica a aplicação de uma espessura adequada de 3 mm de material de impressão de polissiloxano vinílico de corpo pesado em todo o aspeto palatino da moldeira de impressão e, em seguida, voltar a colocar a impressão e pedir ao doente para ler as 2 frases seguintes: "O que é que o dedo lento do pé está a fazer no líquido amarelo da prateleira? Está a tentar avaliar ou medir a temperatura, mudar a sua cor, ou simplesmente estender a mão e tocar em algo grandioso e glorioso?" A leitura deve ser repetida duas vezes.

ARTICULADOR VIRTUAL

A tecnologia de Realidade Virtual (RV) é uma das inovações mais importantes para a investigação, o desenvolvimento e a produção industrial. Na medicina dentária, a tecnologia de RV será útil para proporcionar um melhor ensino através da simulação, bem como para melhorar os procedimentos de trabalho que convencionalmente são limitados, por exemplo, o articulador mecânico. O articulador virtual reduzirá significativamente as limitações do articulador mecânico e, através da simulação de dados de pacientes reais, permitirá análises no que respeita à oclusão estática e dinâmica, bem como à relação dos maxilares.

As vantagens dos articuladores virtuais são a possibilidade de visualização dinâmica da superfície oclusal com o articulador virtual, ao passo que o articulador mecânico oferece apenas uma apresentação estática, oferece uma visualização 3D pormenorizada da região de interesse, permite modificar ou introduzir novas definições de acordo com o doente e é útil para a educação do doente. O articulador virtual fornece módulos interessantes para apresentar e analisar o contacto dinâmico da superfície oclusal da maxila e da mandíbula e a relação com o movimento condilar. Para melhorar a oclusão funcional, o perfil oclusal dos dentes pode ser desenhado com cúspides aumentadas ou diminuídas para eliminar as interferências oclusais do padrão dinâmico. O conjunto de dados das superfícies oclusais recém-desenhadas e melhoradas pode ser transferido para uma máquina de fresagem, produzindo coroas reais e restaurações fixas com essa oclusão funcional específica e optimizada. O articulador virtual do software facilita a transferência da situação funcional do maxilar e a posição dos modelos dentários para o mundo virtual da criação de estruturas.

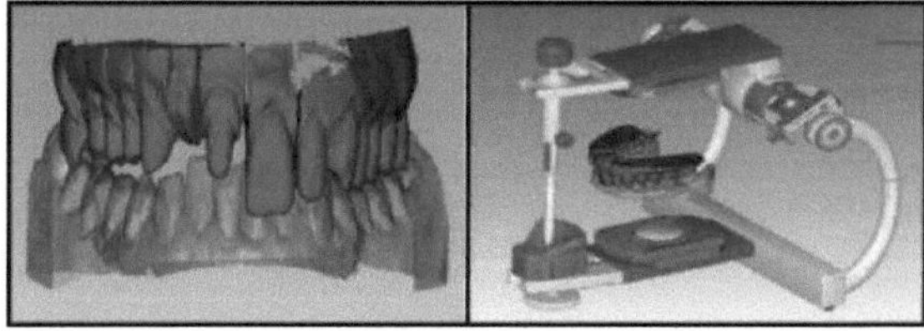

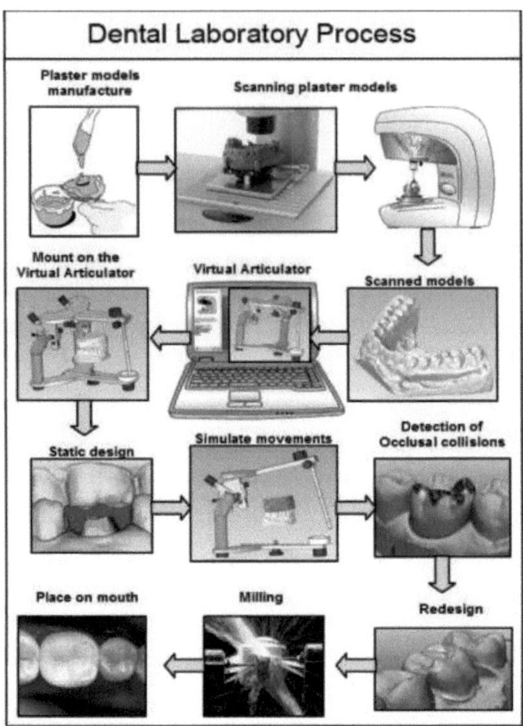

Funcionamento do articulador virtual

Este articulador virtual oferece as mesmas definições que um articulador disponível fisicamente e totalmente ajustável. Estas são, entre outras, o ângulo horizontal da trajetória do côndilo, o ângulo de Bennett, a retrusão ou o deslocamento lateral imediato. Os modelos articulados (médios ou com arco facial) são digitalizados com. Os fixadores de digitalização especiais Tizian TM Scan são o sistema de transferência que assegura a coordenação entre a articulação real e a virtual. O articulador virtual simula os movimentos do maxilar tendo em conta os dentes remanescentes e a oclusão dinâmica. Os contactos perturbadores são automaticamente removidos ou ajustados durante o movimento. Subsequentemente, o software gera de forma autónoma uma sugestão para a construção da estrutura totalmente anatómica. O desgaste da construção durante a colocação é reduzido ao mínimo, porque o articulador virtual já considera todos os padrões e sequências de movimento na restauração sugerida.[62]

TÉCNICA CLÍNICA NA DISPOSIÇÃO DOS DENTES

As localizações faciolingual e incisocervical dos dentes protéticos anteriores do maxilar têm sido tradicionalmente determinadas com base na visibilidade dos dentes e no apoio dos lábios. A fonética e a posição do lábio em repouso também podem ser usadas para ajudar a identificar a área onde os dentes da prótese podem ser localizados adequadamente. Para determinar as posições dos dentes anteriores com estas guias, a pega da moldeira é removida juntamente com o material de moldagem localizado sobre o aspeto oclusal da moldeira, onde os dentes anteriores serão posicionados. Após a aplicação do adesivo da moldeira, o material de moldagem de polissiloxano vinílico de corpo médio é colocado sobre a área da crista do rebordo anterior e o doente é instruído a pronunciar a palavra "obrigado" seguida da pronúncia da letra "V".

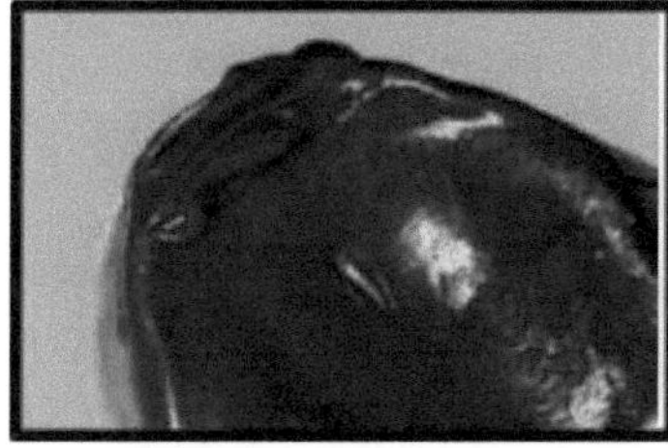

Punho da bandeja do maxilar removido

Esta combinação é pronunciada 3 vezes e depois a palavra "obrigado" é repetida mais 3 vezes. Ao pronunciar a palavra "obrigado", a língua molda o aspeto lingual do material de moldagem e ajuda a localizar a posição faciolingual aproximada das superfícies linguais dos dentes anteriores.

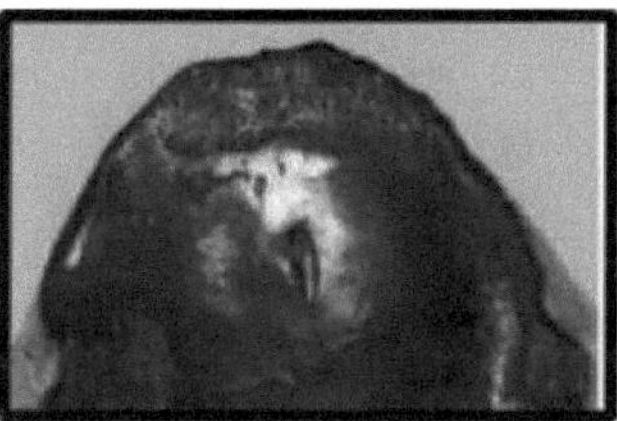

Paciente instruído a fazer movimentos da língua

A pronúncia da letra "V" ajuda a identificar o comprimento incisal do material de moldagem, estabelecendo assim a localização aproximada do bordo incisal dos incisivos centrais superiores. Depois de concluído o exercício de pronúncia, o doente é instruído a relaxar a língua e os lábios durante alguns segundos. Em seguida, o lábio superior é agarrado suavemente e puxado facialmente para que toda a impressão maxilar possa ser removida sem perturbar qualquer material de impressão não polimerizado. Após a polimerização do material de impressão, a metade facial do material de impressão anterior é removida para expor a moldeira, a área revestida com adesivo e o material de impressão depositado no recesso. O doente é instruído para pronunciar as letras "Q" e "U" 3 vezes e depois relaxar a língua e os lábios durante alguns segundos para que o lábio superior possa assentar contra o material de impressão e estabelecer uma posição antero-posterior aproximada para os dentes anteriores superiores. O lábio superior é então agarrado e puxado facialmente para que a impressão possa ser removida sem perturbar o material de impressão incompletamente polimerizado.

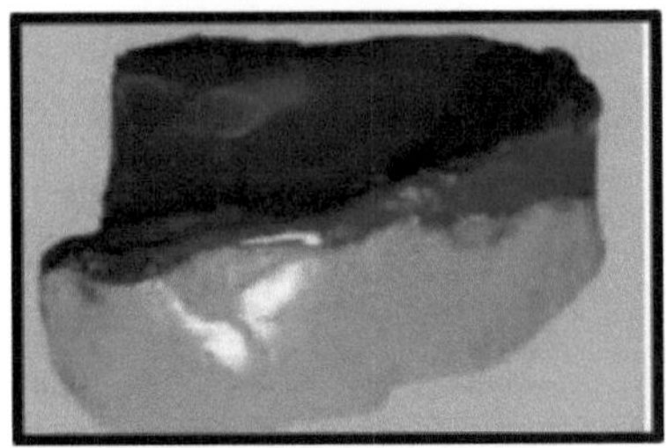

parte facial anterior da impressão moldada

O repouso do lábio superior contra o material de impressão não polimerizado é permitido, uma vez que as medições da pressão de repouso do lábio contra os incisivos maxilares são baixas. Consequentemente, é pouco provável que este nível de pressão produza uma deslocação substancial do material de impressão.

Dimensão vertical oclusal, posicionamento dos dentes e registos interoclusais

A dimensão vertical oclusal é estabelecida utilizando qualquer um dos vários métodos adequados e as marcas são colocadas na pele para referência futura. As impressões maxilares e mandibulares são utilizadas como bases de registo para estabelecer a dimensão vertical oclusal e efetuar registos interoclusais. As impressões são colocadas simultaneamente para avaliar a quantidade de material de impressão e de moldeira que normalmente tem de ser removido posteriormente porque interfere com o fecho mandibular correto na dimensão vertical oclusal estabelecida. Após o encerramento completo sem interferência entre as duas moldagens, é utilizado um bisturi para criar entalhes no material de moldagem e no material da moldeira exposto, se presente.

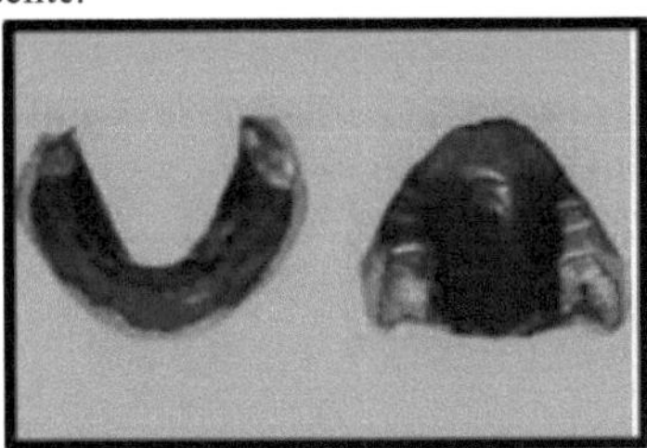

Moldes maxilares e mandibulares recortados

A impressão maxilar é colocada intra-oralmente para que a linha média possa ser marcada na impressão com um marcador permanente e o espaço do corredor bucal possa ser avaliado.

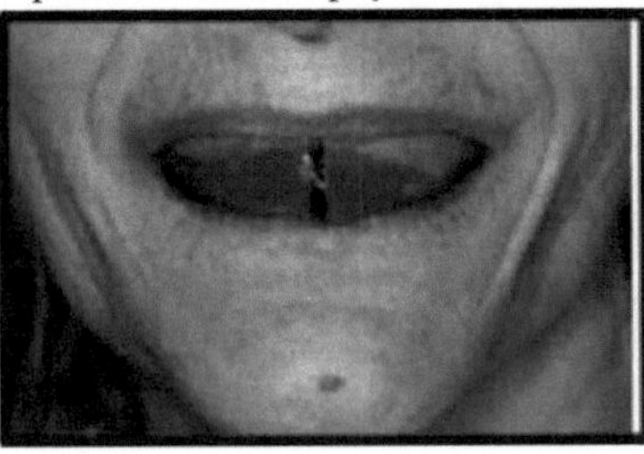

Linha média marcada na impressão maxilar

A impressão maxilar está então pronta para que os 6 dentes protéticos anteriores maxilares selecionados na consulta de diagnóstico inicial sejam dispostos na área agora ocupada pelo material de impressão. Utilizando as impressões como bases de registo - aros de cera, os dentes anteriores superiores previamente selecionados são dispostos na impressão e o tamanho, forma e cor dos dentes são verificados. Tal como nas técnicas tradicionais de prótese total, podem ser selecionados dentes diferentes, caso seja necessário efetuar uma alteração. Podem ser feitos índices de massa facial e lingual da forma da impressão fonética anterior do maxilar para serem usados como guias na disposição dos dentes anteriores.

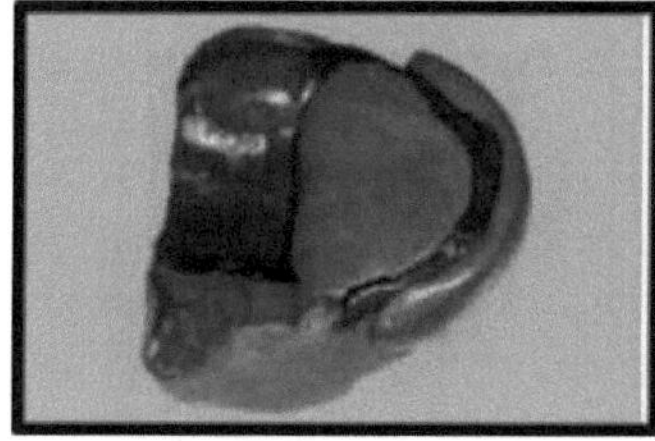

Índices de massa de vidraceiro efectuados sobre a parte anterior da impressão maxilar

Para organizar os dentes anteriores do maxilar, o material de moldagem é removido juntamente com a quantidade necessária de material da moldeira para criar espaço para a adição de cera onde os dentes anteriores protéticos estão localizados.

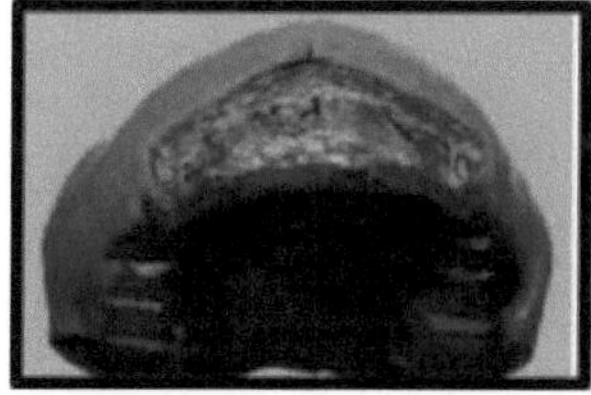

Material de moldagem anterior cortado

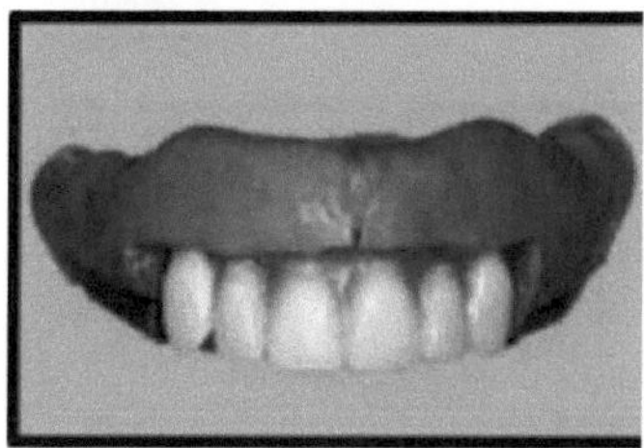

Dentes anteriores do maxilar dispostos.

Uma vez organizadas, as posições dos dentes anteriores são verificadas intra-oralmente quanto à fonética correta e modificadas conforme necessário para satisfazer os requisitos estéticos do paciente.

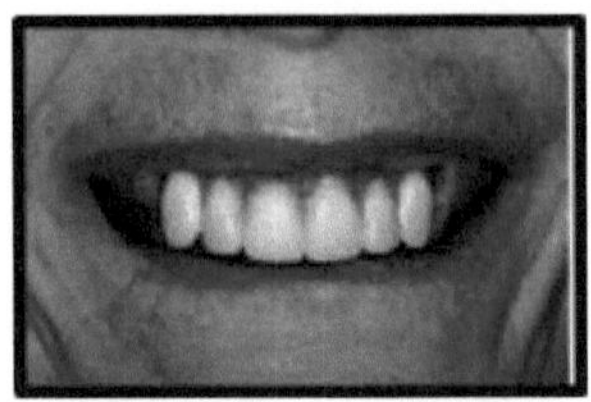

Avaliação clínica dos dentes anteriores maxilares.

Os dentes anteriores identificam a orientação mediolateral do plano oclusal e, juntamente com o material de moldagem posterior, orientam a angulação antero-posterior do plano oclusal. As superfícies oclusais das impressões entalhadas são revestidas com uma camada fina de vaselina. Em seguida, as 2 impressões são reposicionadas clinicamente e é colocada uma pequena quantidade de cera macia (Periphery Wax, HeraeusKulzer LLC, e South Bend, Ind) em áreas selecionadas do material de impressão entalhado, conforme necessário, para que o encerramento mandibular na dimensão vertical oclusal estabelecida resulte num posicionamento estabilizado das impressões contra as arcadas edêntulas.

Um material de registo interoclusal de vinil polisiloxano (EXABITE II NDS Bite Registration Creme; GC America Inc, Alsip, Ill) é injetado intra-oralmente para que possa fluir para as superfícies oclusais entalhadas e à volta dos dentes. A mandíbula do paciente é então imediatamente guiada para a sua posição de contacto retruída, e a mandíbula é fechada até à dimensão vertical oclusal apropriada, onde é mantida imóvel até que o material de registo interoclusal esteja completamente polimerizado.

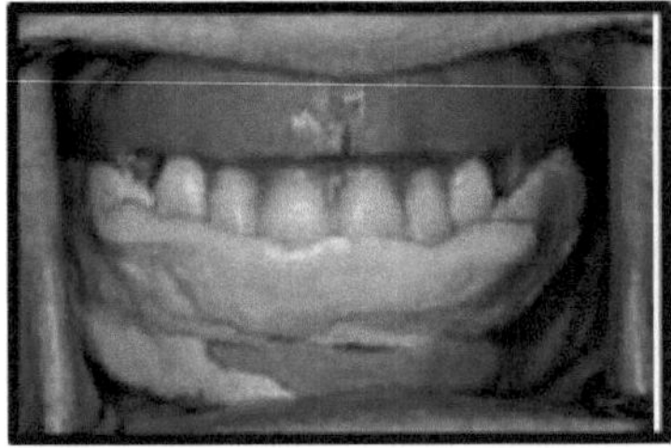

Material de registo interoclusal colocado

Um registo interoclusal protrusivo pode também ser feito utilizando as impressões entalhadas. As impressões e o registo interoclusal são removidos da boca para que o registo possa ser aparado e a intercuspidação exacta das duas impressões possa ser verificada extraoralmente.

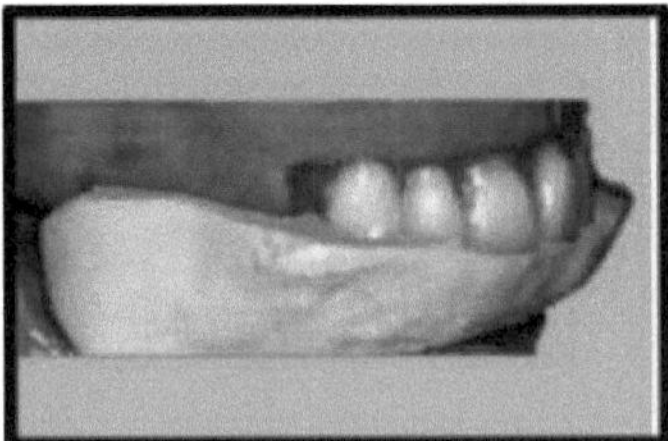

Impressões e registo interoclusal removidos

Nesta fase, as impressões e o registo interoclusal são digitalizados, os dentes são dispostos virtualmente nas impressões digitalizadas e as superfícies das bases são refinadas no computador.

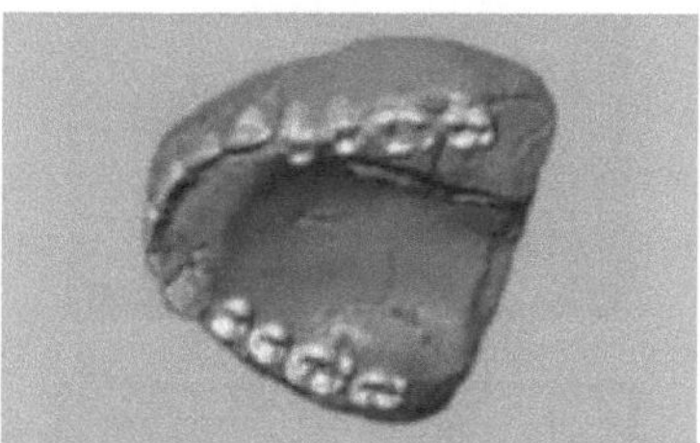

Digitalização da impressão maxilar.

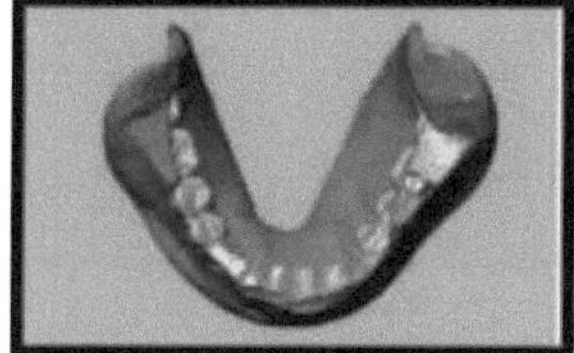

Digitalização da impressão mandibular

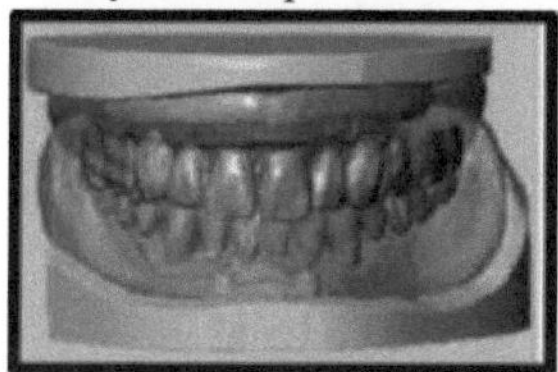

Dentes dispostos em impressões digitalizadas em moldes virtuais montados na dimensão vertical oclusal

.

Os dados resultantes são então exportados para uma máquina de fresagem para o fabrico das próteses. O primeiro conjunto de próteses completas fabricadas com os procedimentos clínicos e o processo de fresagem descritos.

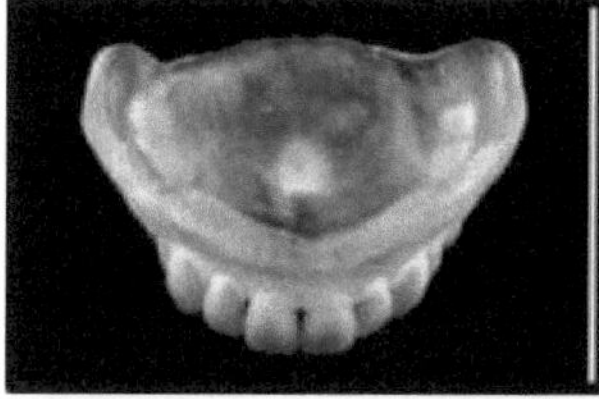

Prótese maxilar fresada em resina acrílica transparente com dentes colados

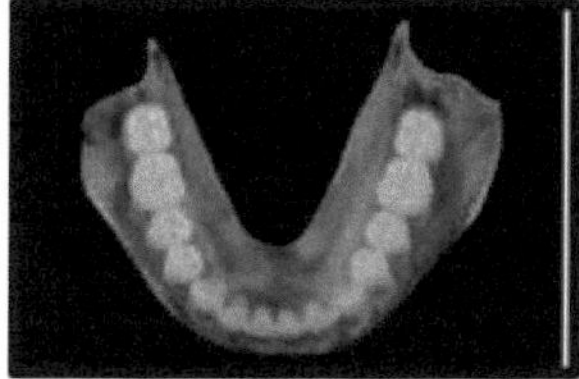

Base de prótese fresada mandibular com dentes colados no lugar.

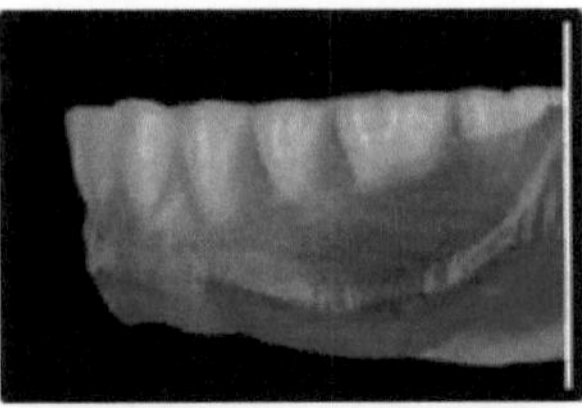

Vista lateral da prótese mandibular mostrando os dentes colados em posição.

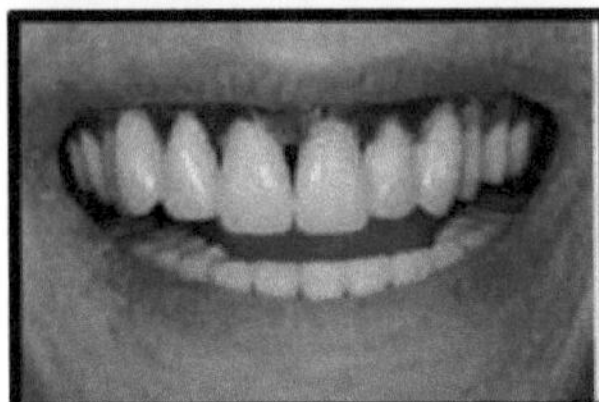

Prótese maxilar colocada intra-oralmente

A digitalização, a disposição virtual dos dentes, o desenvolvimento da forma da base e os procedimentos de fresagem foram efectuados utilizando estes procedimentos (Cortesia do Dr. Stephen Schmitt, Voxelogix Corporation, San Antonio, Texas). A máquina de fresagem de 3 eixos e a ferramenta de fresagem grande utilizadas nesta primeira prova de conceito resultaram numa base de prótese com linhas de fresagem substanciais, mas os procedimentos clínicos foram validados. Subsequentemente, o processo centrou-se no refinamento da fresagem da base, utilizando uma fresadora de 5 eixos e ferramentas de fresagem fina. Além disso, foi desenvolvida uma técnica de selagem palatina posterior através da qual foi criada uma selagem "esculpindo-a" no molde virtual com base em medições clínicas que identificaram a localização, forma e profundidade adequadas da selagem.

A forma criada no molde virtual foi depois aplicada à imagem digitalizada da impressão, de modo a que a prótese fresada ficasse selada.

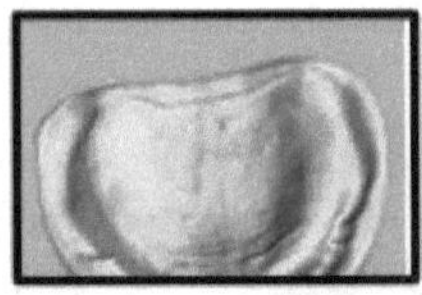

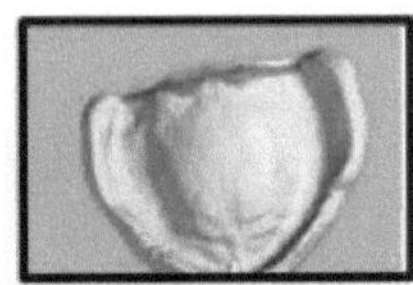

Molde maxilar virtual com selagem palatina posterior esculpida Selo aplicado à digitalização da impressão maxilar

Recentemente, os procedimentos descritos anteriormente foram utilizados para digitalizar registos clínicos, criar e articular moldes virtuais, organizar os dentes e formar virtualmente as bases. Os dados resultantes foram utilizados para fresar uma base de prótese a partir de um bloco de resina de base de prótese cor-de-rosa com recessos nos quais foram colados dentes de prótese convencionais.

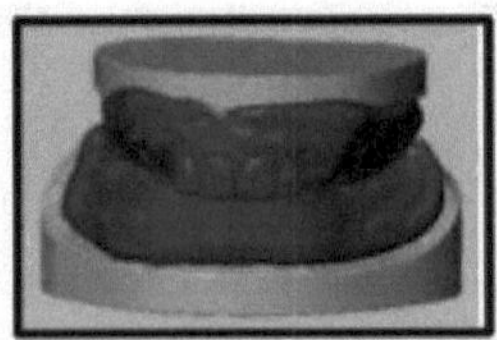

Digitalizações de impressões maxilares e mandibulares

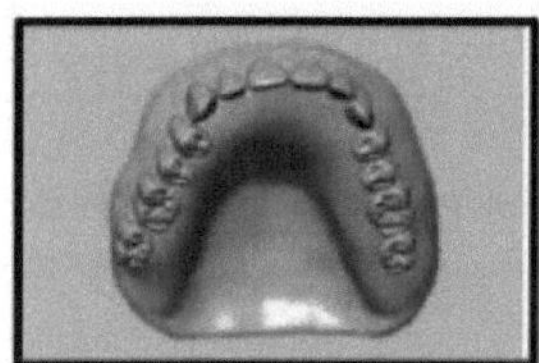

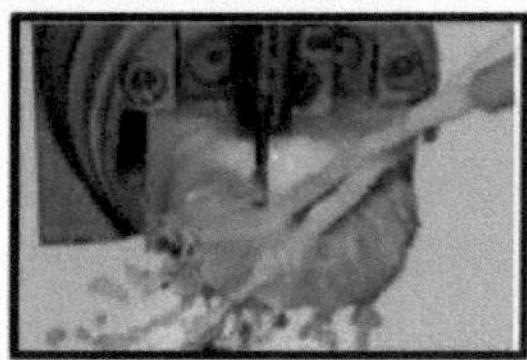

Disposição virtual dos dentes maxilares Base de prótese a ser fresada a partir de um bloco de rosa

resina para base de dentadura

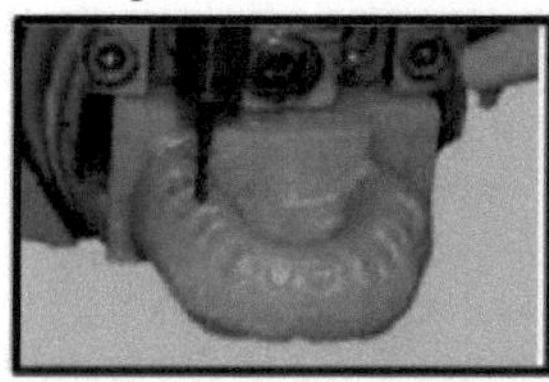

Recessos na base da prótese a serem afinados

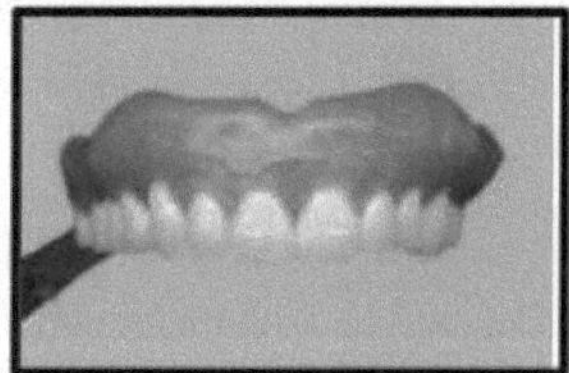

Base de dentadura maxilar fresada com dentes protéticos colados no lugar.

Outra possibilidade futura seria importar a morfologia da base clínica e os dados da posição do dente para uma versão melhorada do programa 3-D Tooth Arrangement Program, organizar os dentes e formar as bases virtualmente, e depois exportar os dados resultantes para uma máquina de fresagem para o fabrico das próteses.[24]

CAPÍTULO 8

FLUXO DE TRABALHO DIGITAL EM PRÓTESE PARCIAL REMOVÍVEL

A prótese parcial removível é uma opção de tratamento indispensável em determinadas situações. Embora tenham sido desenvolvidos vários materiais e técnicas no domínio da medicina dentária laboratorial, a prótese parcial removível metálica convencional fabricada pela técnica de cera perdida continua a ser utilizada. Esta técnica antiga é bem sucedida, mas tem os seus inconvenientes. A técnica convencional consome muito tempo, requer várias etapas e é sensível à técnica. É de salientar que, quanto mais passos forem utilizados, maior a probabilidade de erros e de uma prótese mal ajustada.

Atualmente, a tecnologia CAD CAM tornou-se um dos mais importantes desenvolvimentos ocorridos no campo da medicina dentária no século XXI. O fabrico de restaurações e dispositivos dentários utilizando o comportamento subtrativo CAD CAM foi bem sucedido em muitas situações e amplamente utilizado em prótese fixa suportada por dentes ou implantes e em dentisteria operatória.

Além disso, as tecnologias de prototipagem rápida aditiva podem fabricar configurações orgânicas complexas que eram muito difíceis de fresar com o método subtrativo. Consequentemente, é adequada para estruturas anatómicas humanas e aparelhos protéticos altamente detalhados, como próteses parciais removíveis (RPD), próteses completas, próteses maxilofaciais e guias cirúrgicas de implantes.[63] Este método inovador baseou-se no chamado "fabrico em camadas", em que um ficheiro 3D em linguagem de triangulação normalizada (STL) de um objeto é decomposto em representações de camadas transversais e, em seguida, uma máquina de fabrico automatizada recebe as entradas numéricas destas configurações para formar o protótipo. Desta forma, os métodos aditivos são mais vantajosos e muitos problemas, que normalmente acompanham a fresagem, podem ser facilmente ultrapassados. A capacidade da técnica de prototipagem aditiva para criar pequenos pormenores, como cortes inferiores, vazios e geometrias internas complexas, é inexistente mesmo em máquinas de fresagem com múltiplos eixos.[29]

As estruturas RPD podem ser fabricadas por prototipagem indiretamente utilizando pós de polímeros através da tecnologia de impressão 3D ou diretamente utilizando pós metálicos através da tecnologia de sinterização direta por laser.[64] A impressão 3D é uma tecnologia de prototipagem única que difere de outros métodos de prototipagem rápida em dois aspectos importantes. O primeiro é o custo relativamente baixo das máquinas e dos materiais. A segunda grande diferença é que as impressoras 3D se integram perfeitamente com o software de desenho assistido por computador (CAD) e outros ficheiros digitais, como imagens de ressonância magnética.

Eggbeer, et al. conseguiram utilizar software de modelação CAD comum para desenhar a estrutura RPD sobre um molde digitalizado em 3D. Confirmaram que, com base na eficácia efectiva, a qualidade e a precisão da estrutura RPD fabricada podiam satisfazer completamente as necessidades clínicas, embora por vezes fosse necessário um pequeno ajuste para se adaptar perfeitamente à boca do paciente.

Seleção e digitalização do elenco

Uma réplica à base de silicone da classificação de Kennedy classe I mandibular (falta de 36, 37, 46 e 47 dentes) foi vazada por material de pedra dura utilizando uma máquina de mistura a vácuo. Após o endurecimento e remoção do molde, este foi verificado quanto à existência de bolhas de ar.

O molde foi fixado na mesa do scanner e foi digitalizado utilizando um scanner 3D de luz estruturada de secretária (Kavo scanner pro, Kavo Dental, Alemanha). A precisão de medição do scanner foi de 20 gm com um rácio absoluto de 1:1. O modelo 3D foi alinhado e a malha de polígonos foi ajustada automaticamente. Finalmente, o modelo 3D foi exportado para o formato de ficheiro STL.

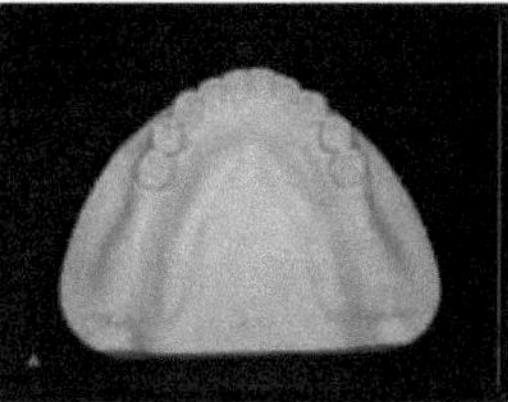

molde em pedra do modelo estudado selecionado, representando a classe I de Kennedy

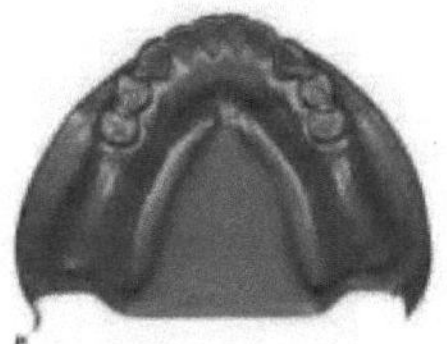

O modelo 3D do molde foi digitalizado utilizando um scanner 3D de luz estruturada

Planeamento da conceção RPD

Foi selecionado o desenho mais simples de um RPD mandibular de classe I com uma estratégia predefinida de desenho de libertação de tensão. O desenho incluiu todos os componentes essenciais que cumprem as funções de suporte, retenção, contraventamento, reciprocidade e ligação. Foram selecionadas duas selas de extremidade livre ligadas à barra lingual de acordo com as suas especificações estruturais. Para além disso, foram adicionados dois grampos RPI nos dentes pilares (35 e 45), incluindo apoios mesiais, placas proximais e braço de retenção da barra em I. Foram adicionados apoios adicionais no lado distal dos dentes vizinhos (34 e 44). Finalmente, os apoios oclusais foram ligados ao conetor maior da barra lingual; em cada lado da arcada, através de um conetor menor.

Levantamento e modificação de moldes

O modelo 3D foi importado para um software de engenharia inversa (Geomagic Studio 2012, Raindrop, Research Triangle Park, NC, EUA), tendo sido selecionada a vista lateral para ver o lado do modelo. O caminho de inserção da RPD foi selecionado através da inclinação anterior do modelo 3D no plano sagital. A vista do modelo foi então deslocada para a vista superior, onde todas as áreas de corte inferior do modelo se tornaram invisíveis. Utilizando a ordem selecionar tudo visível seguida de selecionado inverso, todas as áreas de corte inferior foram selecionadas como realçadas a vermelho.

Foram selecionadas áreas de corte inferior em relação ao caminho de inserção proposto Todas as áreas selecionadas foram então removidas e preenchidas com áreas planas sem rebaixos, exceto as pequenas áreas de rebaixos utilizadas para a retenção do fecho na superfície vestibular dos dentes do pilar (especificadas como rebaixos desejáveis). Nesta fase, o molde estava pronto para desenhar o desenho pré-determinado diretamente no modelo que foi duplicado e utilizado como suporte para a criação dos componentes da RPD.

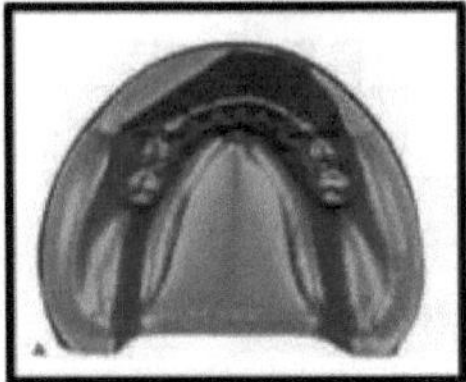

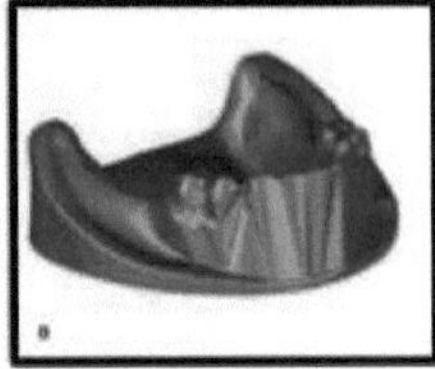

Vistas isométricas do modelo após a obturação do rebaixo com áreas planas.

Criação de componentes RPD

Foi utilizado um tablet com caneta como dispositivo de entrada para facilitar o processo de desenho. Utilizando a ferramenta de corte com curva, foram desenhadas sapatilhas de forma simplificada bilateralmente e cortadas do modelo como duas conchas finas.

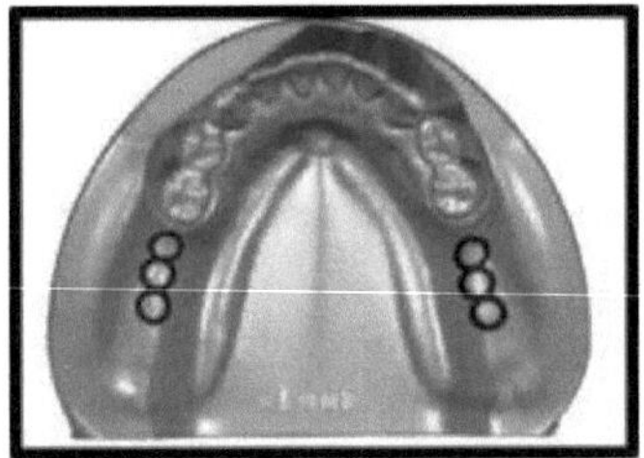

Os selins foram cortados a partir do duplicado do modelo como uma casca de superfície fina. As conchas de selim formadas foram então deslocadas para fora da superfície do modelo em 0,5 mm para representar o relevo do selim, ou seja, cera de relevo de calibre 24.

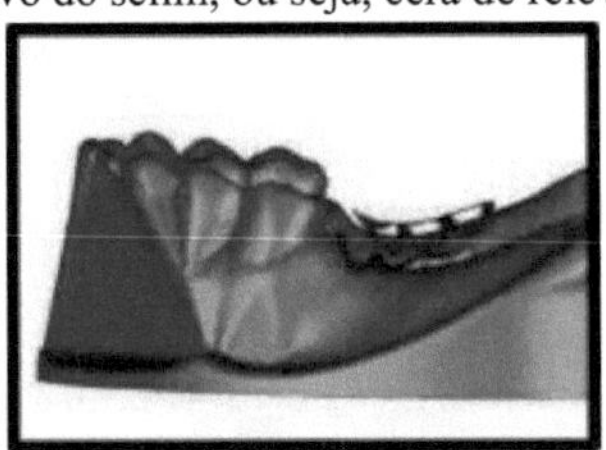

Concha de sela (a vermelho) deslocada 0,5 mm para fora do modelo bilateralmente

Utilizando o mesmo conceito, a barra lingual foi desenhada com 4 mm de largura e 3 mm abaixo da margem gengival livre, a partir da qual foram cortados dois conectores menores, um entre os dentes 34 e 35 e o outro nos dentes 44 e 45. Todos os conectores foram então deslocados para fora do modelo em 0,25 mm para representar o relevo dos conectores (ou seja, cera de relevo de calibre 30). Os fechos da barra em I também foram cortados bucalmente de acordo com a sua configuração, utilizando 0,25 mm de desvio de relevo.

Finalmente, foram cortadas pequenas peças para ligar as selas e a barra lingual, com a parte estendida a formar a placa proximal.

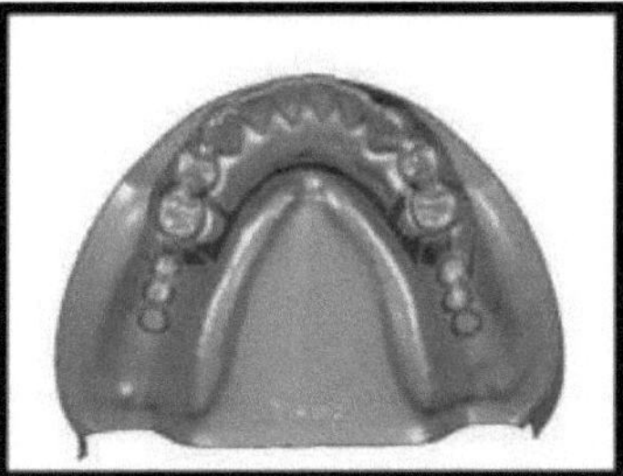

Desenho completo dos componentes RPD (cor azul) criados como superfície fina aliviada de a superfície do modelo.

O passo seguinte foi converter os componentes da superfície num volume sólido. As superfícies foram engrossadas com uma ferramenta de concha para formar uma espessura de 2 mm na direção exterior. A estrutura RPD foi formada, mas com ângulos agudos (90°) nas periferias.

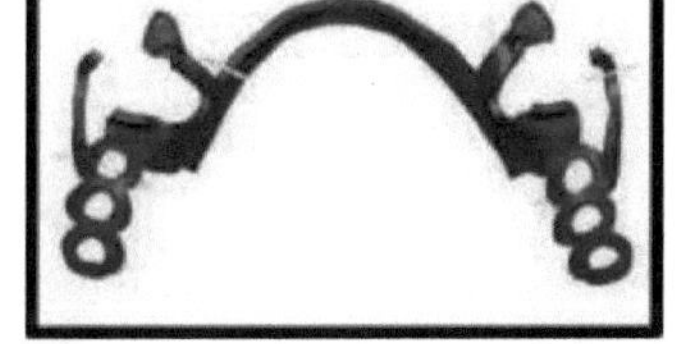

Criação de um volume RPD a partir da superfície utilizando a ferramenta de bombardeamento, enquanto as setas indicam a direção do desvio

Todos os ângulos agudos foram depois suavizados nas periferias, mantendo a configuração da estrutura, utilizando ferramentas de suavização.

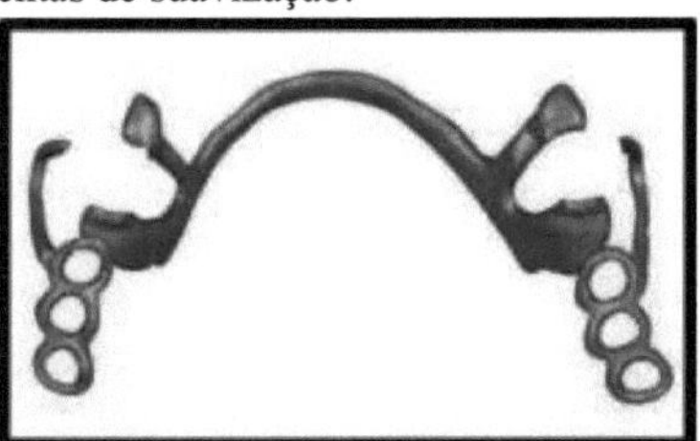

Alisamento dos ângulos agudos da estrutura concebida após a criação do volume

Finalmente, foram efectuadas algumas operações de escultura para ajustar o bordo inferior da barra lingual, as áreas de rolha na extremidade da sela e as áreas de descanso oclusal.

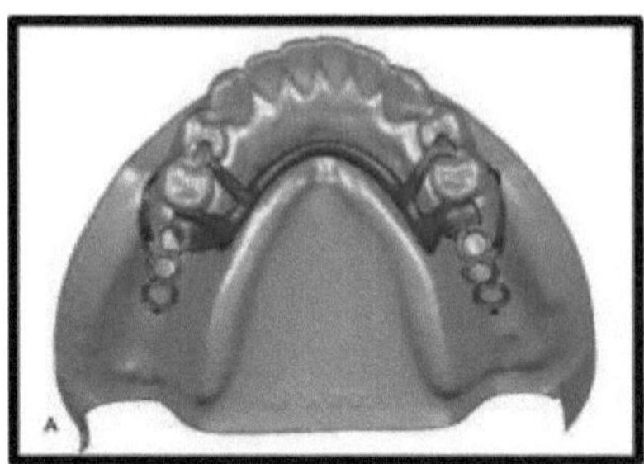

representativo do modelo 3D final antes da importação para o software da máquina

Impressão 3D da estrutura

Antes da impressão 3D da estrutura, o modelo 3D foi cortado em camadas (espessura de camada de 0,06 mm) utilizando o software de controlo da máquina (EOS PSW, EOS RP Tools, EOSTATE, Alemanha) e, em seguida, o processo de produção foi iniciado pela máquina de impressão 3D (EOS P 396, EOS GmbH, Alemanha). O tipo de laser CO2 gerou uma estrutura a partir da potência do polímero a 70 watts para sinterizar o polímero numa forma sólida com uma sequência de camadas. A estrutura solidificada foi depois removida e limpa ("EOS system data sheet EOS P 396,").

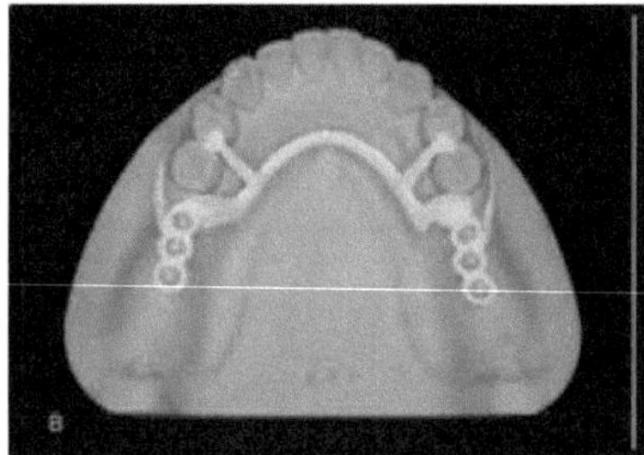

Estrutura impressa em 3D colocada no molde de pedra

O produto final da técnica atual é uma estrutura RPD bem ajustada e precisa. Todos os procedimentos utilizados são simples e não requerem um operador experiente.

Para além disso, todos os passos poupam tempo e reduzem o consumo total de materiais durante a produção da estrutura da RPD. Se fosse utilizado um serviço de impressão 3D, o custo da RPD preparada a partir de uma estrutura impressa em 3D era aproximadamente igual ao das preparadas pela técnica convencional. É de notar também que a tecnologia de impressão 3D é muito mais barata do que outras técnicas de prototipagem rápida. A utilização do levantamento topográfico digital foi uma operação simples, rápida e determinada com precisão. O papel do topógrafo e as ferramentas convencionais, como a vareta de análise, o marcador de carbono e o aparador de cera, foram combinados em dois passos simples: selecionar os cortes inferiores e bloqueá-los com superfícies planas. Tanto os bloqueios arbitrários como os paralelos foram efectuados automaticamente num só passo. Além disso, não é necessário efetuar bloqueios modelados, uma vez que as suas funções se tornam desnecessárias. Esta conclusão coincide com a de Wu et al. e Han et al., uma vez que aplicaram o levantamento topográfico digital e a blocagem e excluíram a necessidade de blocagem modelada e arbitrária. Wu et al. utilizaram normalmente o mesmo software de engenharia inversa para o levantamento topográfico digital e o processo de blocagem,

enquanto Han et al. utilizaram um pacote de software de modelação CAD especificamente desenvolvido para a mesma função. Além disso, Williams et al. desenvolveram um novo plugin escrito com o software MATLAB e especialmente concebido para este fim.
Por outro lado, Eggbeeret al. negligenciam ambos os procedimentos durante a construção da sua estrutura digital. Além disso, os componentes da estrutura RPD foram personalizados manualmente através de desenho à mão. Esta opção não está disponível como ferramenta no software comercial Schwab; SensAble. Embora esta opção possa exigir mais tempo para começar a construir os componentes, permite aos utilizadores finalizar toda a estrutura em poucos minutos. Também facilita uma boa fusão dos componentes projectados. A utilização do offset de superfície controlada com a ferramenta shell foi utilizada para trocar a criação virtual convencional de cera de relevo e permitir a visualização do espaço aliviado entre o molde e a estrutura. Por conseguinte, este método facilitou o processo de alívio e permitiu um alívio efetivo em pouco tempo. Por fim, a utilização da ferramenta de esculpir e alisar correspondeu à função de adição e remoção de cera nos softwares comerciais convencionais.[30]
A principal diferença entre a atual técnica de modelação e as técnicas de Wu et al. e Han et al. foi a utilização direta da malha 3D fundida como meio de modelação e construção da estrutura RPD na atual técnica. Por outro lado, a sua técnica exigia a conversão da malha do modelo 3D em superfície CAD antes de utilizar um software de modelação CAD universal. Além disso, também se basearam na utilização da modelação de superfícies com os seus comandos de construção habituais, tais como sweep, loft e extrude, dispensando os planos de esboço. Esta forma de modelação é adequada para modelos sólidos de engenharia e não para modelos com formas orgânicas ou complexas que requerem mais tempo e esforço. A menos que a biblioteca de componentes, usando arrastar e largar, seja considerada como no software comercial, a utilização da sua técnica será impraticável e morosa.
Com base nestas conclusões, a técnica atual oferece uma forma simples e fácil para um utilizador simples. A principal preocupação durante a utilização desta técnica será o desenho correto e preciso dos componentes da RPD com base no bom conhecimento protético relativamente às considerações mecânicas e biológicas da configuração e localização dos componentes.
Recomendam-se mais estudos relacionados com a aplicação clínica da presente técnica, especialmente com desenhos e casos mais complicados, e em comparação com as técnicas comerciais de CAD/RP. Outra recomendação é a digitalização completa da produção da estrutura da RPD através da utilização da técnica de sinterização direta por laser (DLS). Embora a técnica DLS permita poupar tempo, o seu resultado será mais dispendioso. Atualmente, a prototipagem com pós metálicos de titânio, crómio-cobalto e aço inoxidável está disponível para a tecnologia de prototipagem rápida. No entanto, a utilização destes pós metálicos em seres humanos, através do fabrico de protótipos, não foi apoiada por testes de biocompatibilidade.[20]
Além disso, alargaram a sua investigação de modo a incluir a análise de tensão-deformação para o CAD RPD antes do seu fabrico, o que enriqueceu o valor global do método de fabrico digital. Consequentemente, quando esta ferramenta for activada como uma etapa normal durante o fabrico digital, esta tecnologia será indispensável.

CAPÍTULO 9

FLUXO DE TRABALHO DIGITAL EM PRÓTESE PARCIAL FIXA

A precisão da digitalização é um fator importante, que tem influência no ajuste da restauração fixa. Atualmente, a aquisição de dados é efectuada diretamente na boca do paciente (intra-oral) ou indiretamente, após a realização de uma impressão e o fabrico de um molde mestre (extra-oral). Independentemente do modo de digitalização aplicado, os parâmetros clínicos, por exemplo, a saliva, o sangue e os movimentos do paciente, podem afetar a reprodução dos dentes. A digitalização intra-oral permite ao prestador de cuidados dentários obter diretamente os dados dos dentes preparados. Assim, já não é necessário efetuar uma impressão e fabricar um modelo de gesso. O pó de dióxido de titânio ou de óxido de magnésio tem de ser aplicado nas superfícies brilhantes e claras dos dentes para evitar reflexos e para criar uma superfície mensurável. A camada de pó aplicada à superfície do dente resulta numa espessura adicional de 13-85 gm. Um estudo in vitro mostrou uma maior precisão da digitalização extra-oral do que no caso da intra-oral. [65]

Existem dois métodos disponíveis para a digitalização extra-oral.

1. Digitalização de contactos
2. Digitalização ótica

A exatidão é o grau de veracidade, ou seja, até que ponto o valor medido representa a "verdade", enquanto a precisão é o grau de reprodutibilidade, ou seja, a repetibilidade do sistema de medição. Idealmente, um dispositivo de medição é simultaneamente exato e preciso, com medições próximas e bem agrupadas em torno do valor verdadeiro.[66]

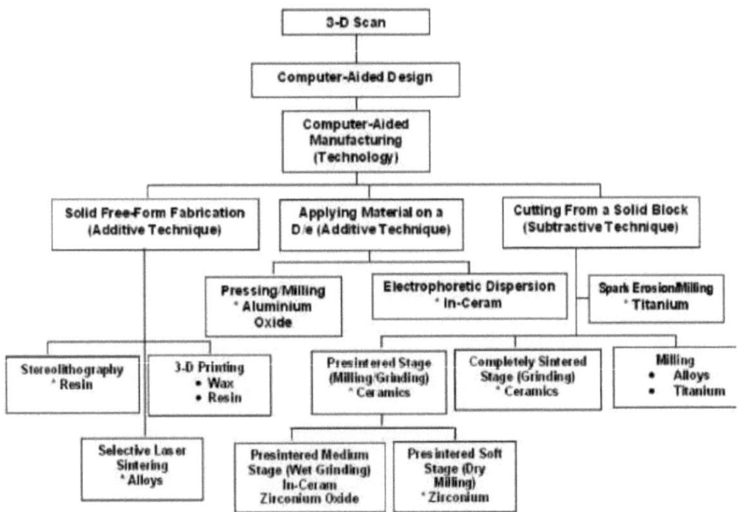

Uma visão geral dos sistemas CAD/CAM atualmente disponíveis em medicina dentária

A medicina dentária não ficou isenta de mudanças nesta era de revolução tecnológica. Fluxos de trabalho inteiros já estão digitalizados e as restaurações são concebidas e fabricadas utilizando soluções assistidas por computador.[32]

Impressões digitais

Após a aplicação de um anestésico local (Septanest, Septodont), os dentes maxilares e mandibulares foram preparados e digitalizados em dois dias consecutivos, utilizando fios de retração tripla zero (Ultradent). Antes da digitalização, foi colocada uma pequena ligação permanente (TetricEvoFlow, IvoclarVivadent) no segundo molar direito mandibular não preparado. Além disso, foram construídos registos interoclusais amovíveis nos segundos molares superiores e inferiores esquerdos e nos quatro incisivos centrais como um gabarito frontal (TetricEvoCeram, IvoclarVivadent) para garantir uma transferência adequada da mordida para o conjunto de dados digitais. Antes da impressão digital ser efectuada, foi colocado um gel adstringente durante 1 minuto.

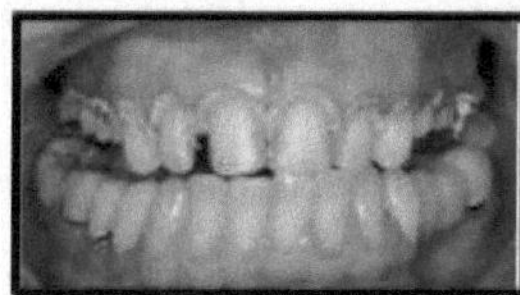
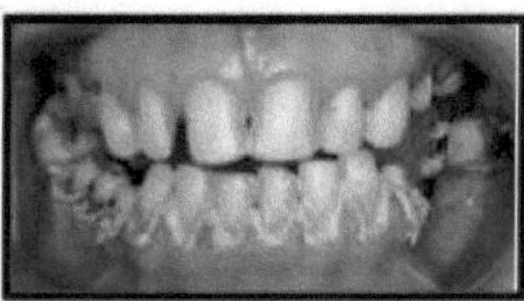

Dentes preparados para a recolha de impressões

Após enxaguamento completo do gel com água, foram tiradas as impressões digitais (iTero, Align Technologies) . Numa primeira fase, a arcada maxilar foi digitalizada.

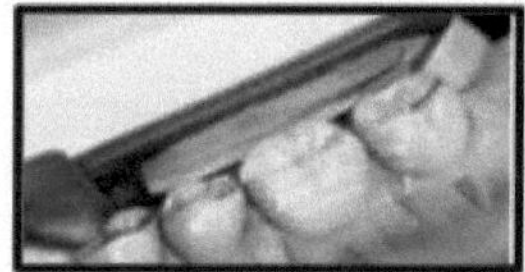

Imagem estilizada de impressões digitais utilizando imagens confocais paralelas.

No dia seguinte, foi feita uma impressão digital dos dentes mandibulares, bem como os registos interoclusais.

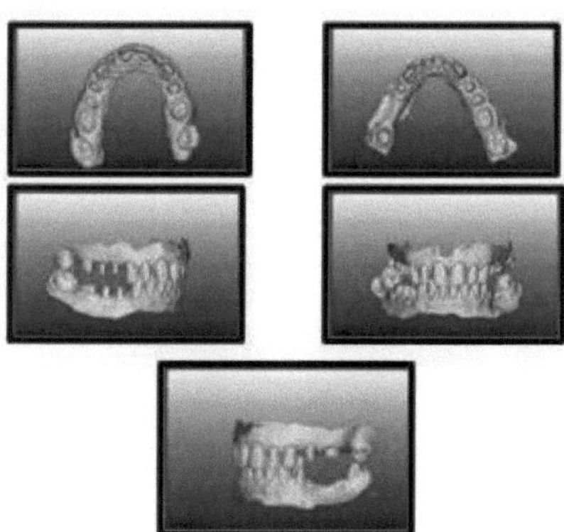

Imagens digitais de dentes digitalizados após a marcação das margens de preparação no laboratório de prótese dentária As digitalizações foram efectuadas utilizando imagens confocais paralelas, que utilizam laser e digitalização ótica para captar digitalmente as superfícies e os contornos dos dentes e das estruturas gengivais. Esta técnica capta 100.000 pontos de luz laser reflectida num foco a 300 profundidades focais da estrutura dentária. Estas imagens de profundidade focal são espaçadas aproximadamente 50 gm.
Como os registos interoclusais tinham de ser feitos em três áreas diferentes (direita, esquerda e dentes anteriores), dois dos três registos foram sempre colocados nos lados antagónicos. Após a realização das moldagens digitais, o gel adstringente foi novamente colocado durante 1 minuto e enxaguado. As impressões convencionais foram então tiradas como controlo. As restaurações provisórias foram cimentadas com um liner (Kerr Life, Kerr) para permitir a estabilidade e, ao mesmo tempo, a possibilidade de recuperação das restaurações. Após o envio do caso para o laboratório, o ficheiro digital inicial (formato STL) foi limpo e processado com software informático (Align Technologies). O ficheiro STL finalizado foi recebido na estação de trabalho informática do laboratório de prótese dentária (iTero CAD workstation, Align Technologies), e o molde foi desenhado virtualmente. Adicionalmente, foram configurados os moldes de remoção e os pontos de contacto. A oclusão e as margens foram verificadas pelo laboratório antes de transferir o ficheiro digital para um centro de fresagem (Straumann European Milling Centre). Os moldes foram fresados a partir de um bloco sólido de poliuretano.

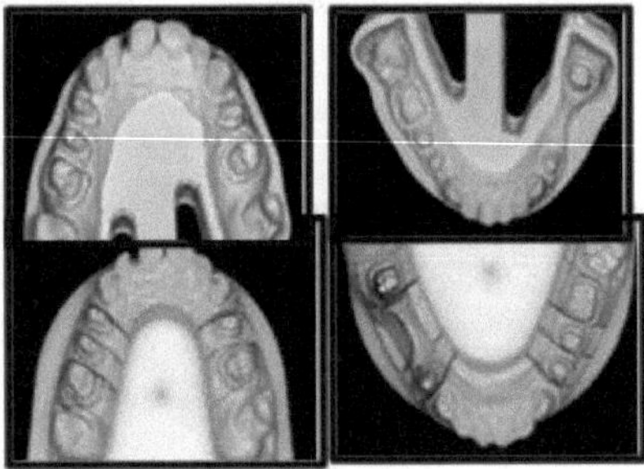

Moldes de trabalho e de tecidos moles feitos de material de poliuretano utilizando o conjunto digital de dados do procedimento de digitalização.

O ficheiro de digitalização STL foi exportado para o sistema CAD/CAM (CS2, Straumann).

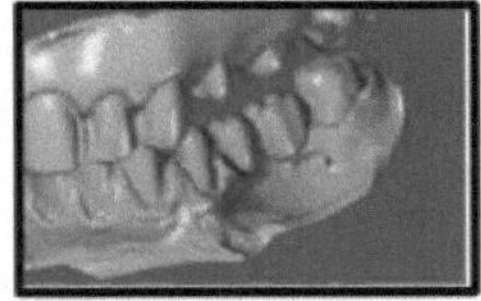

Conceção virtual da estrutura anatomicamente reduzida utilizando o conjunto digital de dados do procedimento de digitalização.

Utilizando o software CAD, as restaurações foram concebidas e verificadas no laboratório de prótese dentária quanto ao suporte de porcelana e à sua adequação ao tamanho do bloco de fresagem.

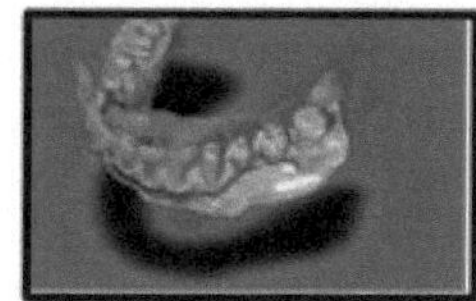

Escolha da altura da placa metálica de cobalto-crómio para fresar a estrutura da prótese dentária fixa numa só peça.

As restaurações dos primeiros molares superiores direito a esquerdo e do primeiro molar inferior direito a canino esquerdo foram fresadas como coroas/venezianas individuais de cerâmica de vidro de dissilicato de lítio, anatomicamente reduzidas (IPS e.max CAD, Ivoclar), o que proporcionou excelentes resultados clínicos.

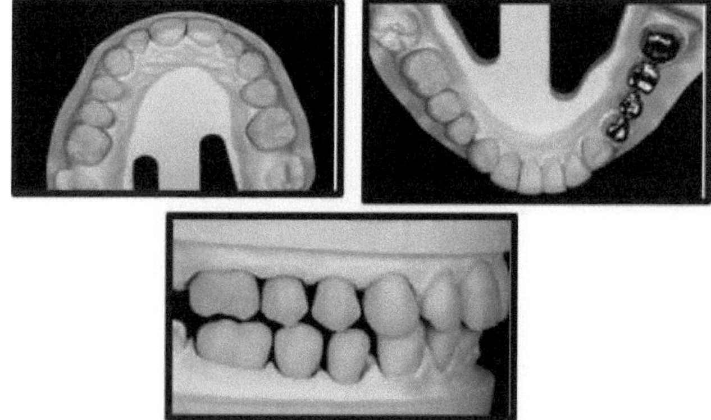

Estruturas cerâmicas fresadas anatomicamente reduzidas antes do revestimento feldspático individualizado

A prótese dentária fixa para o primeiro pré-molar esquerdo da mandíbula até ao segundo molar foi fresada a partir de um bloco sólido de liga de cobalto-crómio (Coron, Straumann). Cada restauração foi verificada quanto à sua adaptação e passividade antes de ser revestida com porcelana (Initial, GC) e polida à mão para obter uma estética natural. A oclusão foi verificada e ajustada antes de as restaurações serem enviadas para o consultório dentário.

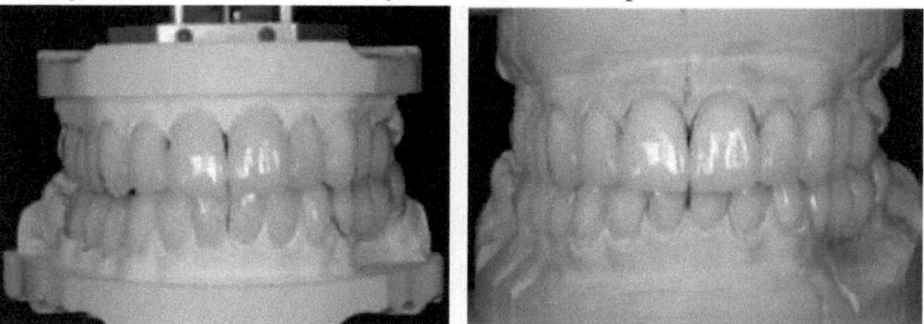

Trabalho laboratorial concluído sobre o molde produzido a partir do conjunto digital de dados

Três semanas após as impressões terem sido efectuadas, as coroas de cerâmica foram experimentadas clinicamente. Após a limpeza dos dentes com pedra-pomes e uma solução de clorhexidina, foram tiradas radiografias para verificar o ajuste das restaurações. Todas as restaurações de cobertura total foram cimentadas com cimento de ionómero de vidro (Ketac-Cem, 3M ESPE), enquanto as facetas foram coladas aos dentes utilizando um dique de borracha e cimento adesivo transparente (VariolinkII, IvoclarVivadent). Em comparação com as técnicas convencionais, os fluxos de trabalho digitais beneficiam tanto os pacientes como os clínicos e os técnicos de prótese dentária em termos de custos e [35] precisão.[35]

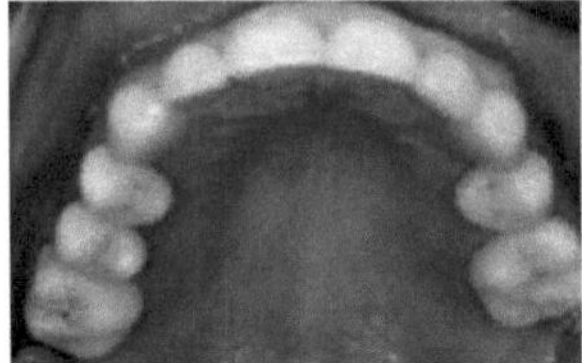
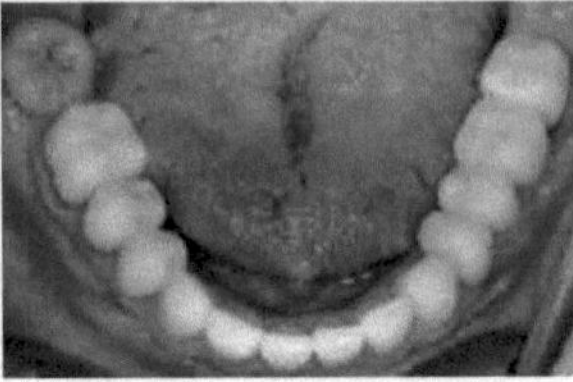

Trabalho finalizado clinicamente com lábios retraídos

CAPÍTULO 10

DESENHO DIGITAL DE SORRISOS

Um dos dilemas mais desafiantes da medicina dentária está relacionado com o facto de podermos ou não satisfazer ou exceder as expectativas dos pacientes relativamente ao tratamento na zona estética. Com a crescente procura de tratamentos altamente personalizados na medicina dentária estética contemporânea, é fundamental incorporar ferramentas que possam reforçar a nossa visão de diagnóstico, melhorar a comunicação entre os membros da equipa e criar sistemas previsíveis ao longo do processo de conceção e tratamento do sorriso.

O Digital Smile Design (DSD) é um protocolo concetual polivalente que oferece vantagens notáveis: reforça as capacidades de diagnóstico através de uma avaliação estética e estrutural extra e intra-oral, melhora a comunicação entre os membros da equipa e melhora a perceção visual, a educação e a motivação dos pacientes, aumentando a eficácia da apresentação do caso e, consequentemente, a sua aceitação. A partir de fotografias e vídeos significativos selecionados pelo paciente, o DSD envolve eticamente o paciente no processo de restauração ou de melhoria do sorriso, tornando-o coautor do seu tratamento, partilhando objectivos, responsabilidades e expectativas com a equipa de restauração. Os resultados são significativamente melhorados quando se integram os requisitos técnicos da restauração com as necessidades emocionais, delineando previsivelmente o caminho para estabelecer um sorriso natural, confiante e bonito.[10]

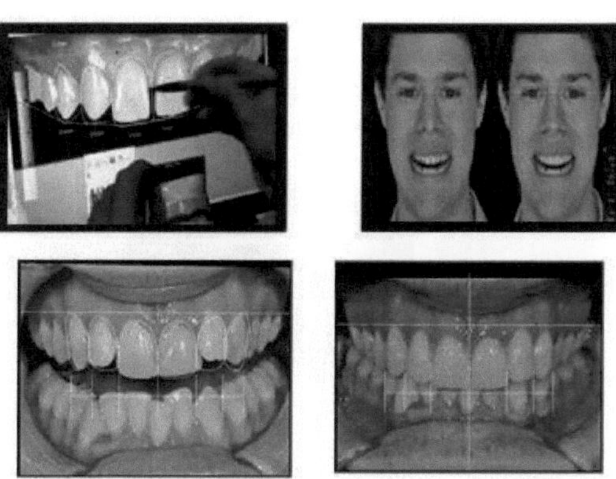

Conceção digital de sorrisos

O DSD consiste na utilização de imagens digitais e na manipulação baseada em computador para demonstrar possíveis alterações ao sorriso e, especificamente, à posição, tamanho, forma e cor dos dentes e gengivas. Trata-se de uma ferramenta abrangente de planeamento dentário cosmético que utiliza a calibração digital para dimensões conhecidas na boca, a fim de orientar a colocação de cera durante a fase de planeamento/impressão digital ou enceramento de diagnóstico. É então este wax-up de diagnóstico que é "testado" na sua boca antes de o sorriso final ser entregue.[67]

O conceito tem como objetivo ajudar o dentista em três aspectos:

1. Melhorar a conceção de sorrisos estéticos e o planeamento do tratamento.
2. Melhorar a comunicação entre os especialistas envolvidos no caso.
3. Melhorar a comunicação com os pacientes, aumentando a sua participação na conceção do seu próprio sorriso, motivando-os e educando-os sobre os benefícios do tratamento.[11]

FLUXO DE TRABALHO DE DESENHO DIGITAL DE SORRISOS

O Digital Smile Design (DSD) é efectuado utilizando o software Keynote, mas também pode ser utilizado software semelhante, como o Microsoft PowerPoint. O Keynote permite a fácil manipulação de imagens digitais e a adição de linhas, formas e medidas sobre imagens clínicas e laboratoriais. São necessárias três vistas fotográficas básicas: face completa com um sorriso largo e dentes afastados, face completa em repouso e vista retraída da arcada maxilar completa com dentes afastados. Recomenda-se também um pequeno vídeo que capture todas as posições possíveis dos dentes e do sorriso.

1. A cruz: Devem ser colocadas duas linhas no centro da lâmina, formando uma cruz (Fig. 1). A fotografia facial com os dentes afastados deve ser posicionada atrás destas linhas.
2. Arco facial digital: O passo mais importante é relacionar a imagem do sorriso da face inteira com uma linha de referência horizontal. A linha interpupilar é a referência inicial para estabelecer o plano horizontal, mas todo o rosto deve ser analisado para determinar a melhor referência horizontal para a harmonia. Depois disso, a linha média facial é delineada com base nas caraterísticas faciais, como a glabela, o nariz e o queixo (Fig. 2)
3. Análise do sorriso: O arrastamento da linha horizontal sobre a boca permite uma avaliação inicial da relação das linhas faciais com o sorriso. Agrupando as linhas e as fotografias faciais, o clínico pode ampliar a imagem sem perder a referência entre as linhas e a fotografia. O deslocamento da linha média e do plano oclusal e a inclinação podem ser facilmente detectados (Fig. 3).
4. Simulação do sorriso: Podem ser efectuadas simulações para fixar a posição do bordo incisal, a inclinação, o deslocamento, as proporções dos dentes e o contorno dos tecidos moles (Fig. 4).

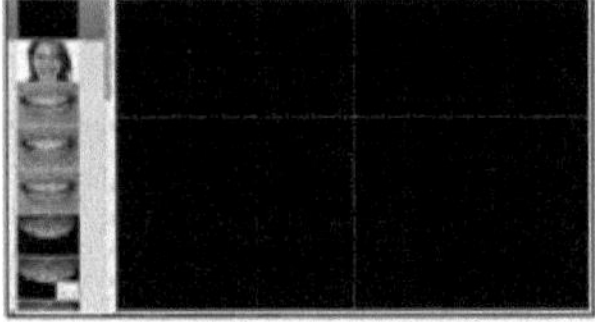

Fig 1 Slide presentation software (Keynote, IWork, Apple) with crossing lines placed on the middle of the slide.

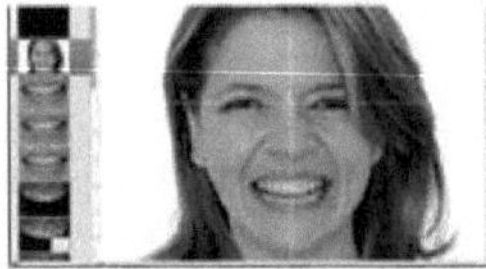

Fig 2

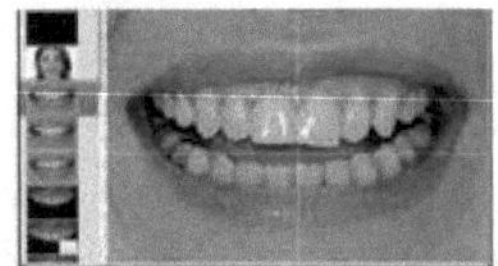

Fig 3

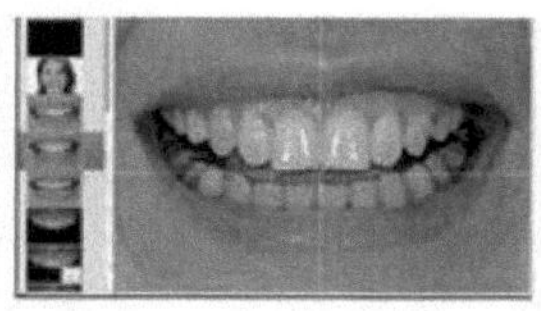

Fig 4

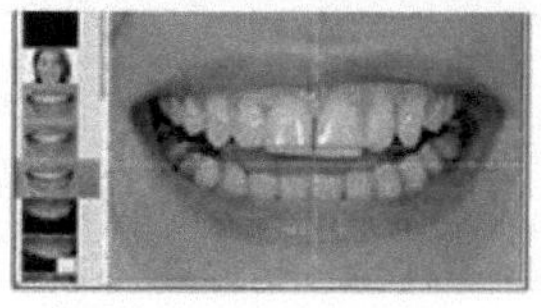

Fig 5

5. Transferência da cruz para as imagens intra-orais : Para analisar as fotos intra-orais, uma cruz é transferida para a vista retraída usando três linhas: Linha 1 da ponta de um canino à outra, Linha 2 do meio de um bordo incisal ao outro, e Linha 3 sobre a linha média dentária. Quatro caraterísticas da foto são calibradas: tamanho, inclinação, posição da borda incisal e posição da linha média. A linha 1 orienta o tamanho e a inclinação, a linha 2 orienta a posição do bordo incisal e a linha 3 orienta a posição da linha média (Fig. 5, 6).

6. Medição da proporção dos dentes: A medição da proporção largura/comprimento dos incisivos centrais é o primeiro passo para compreender a melhor forma de redesenhar o sorriso. Um retângulo é então colocado sobre os bordos de ambos os incisivos centrais (Fig. 7). As proporções dos incisivos centrais do paciente podem ser comparadas com as proporções ideais descritas na literatura (Fig. 8).

7. Esboço do dente: A partir deste passo, todos os desenhos podem ser efectuados, dependendo do que precisa de ser visualizado ou comunicado para cada caso específico. Por exemplo, os contornos dos dentes podem ser desenhados sobre a fotografia, ou podem ser copiados e colados contornos de dentes pré-fabricados. A seleção da forma do dente dependerá de factores como a entrevista morfopsicológica e os desejos do paciente, as caraterísticas faciais e as expectativas estéticas (Fig. 9 e 10)

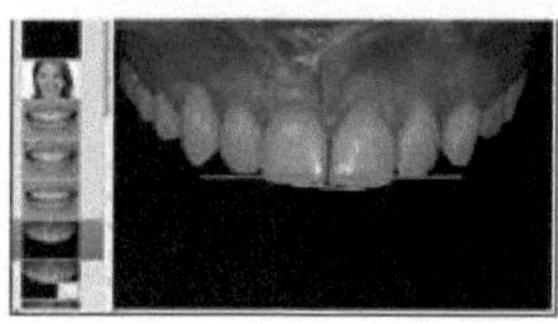

Fig 6

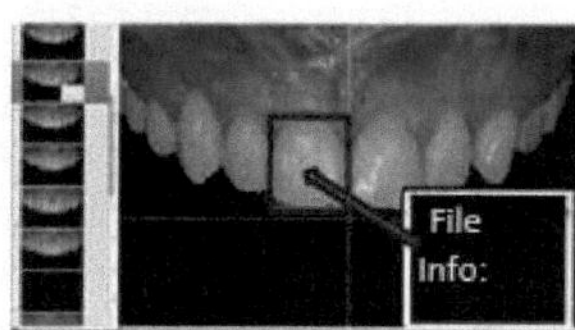

Fig 7

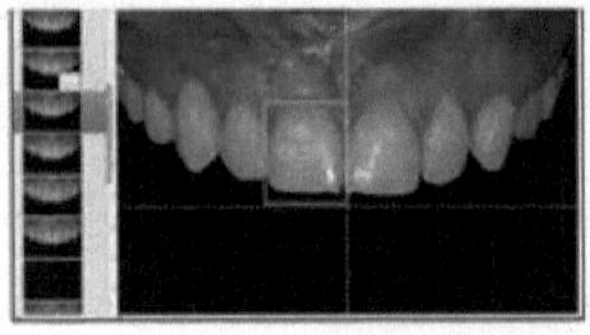

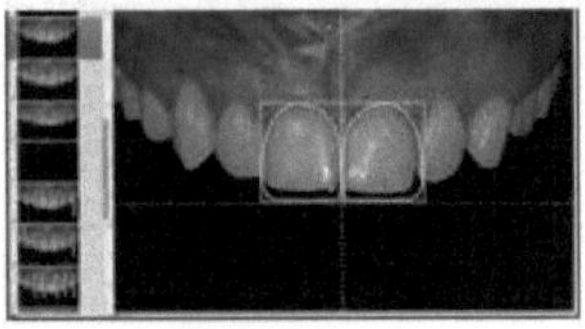

Fig 8

Fig 9

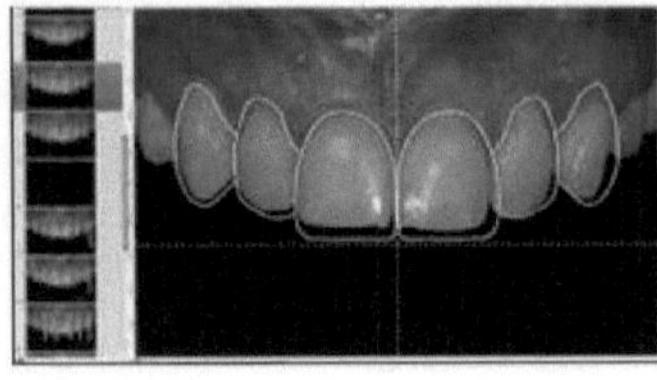

Fig 10

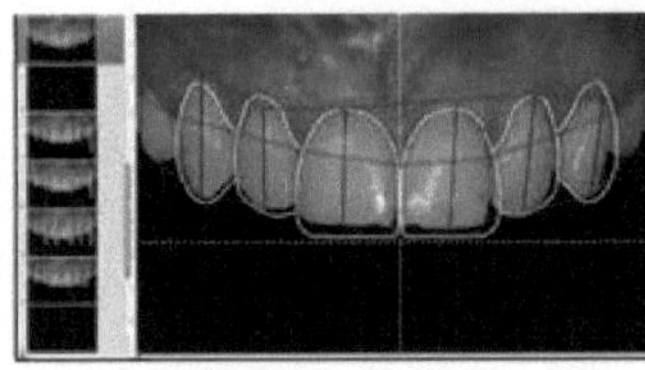

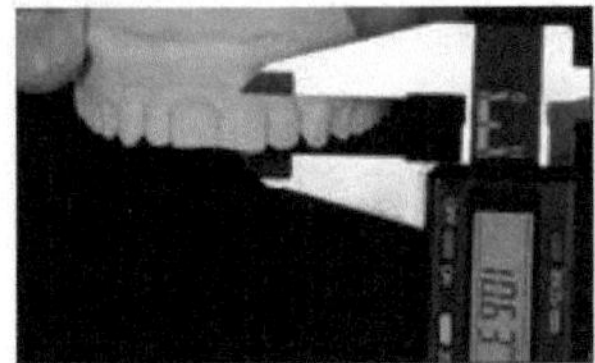

Fig 11

Fig 12

8. Avaliação estética em branco e rosa: Depois de todas as linhas de referência e desenhos estarem definidos, o clínico pode avaliar os aspectos estéticos da arcada maxilar do paciente. Isto inclui as proporções dos dentes, a relação interdentária, a relação entre os dentes e a linha do sorriso, as discrepâncias da linha média, a inclinação do plano oclusal, a desarmonia dos tecidos moles, a relação entre os tecidos moles e os dentes, a altura das papilas, os níveis da margem gengival, o desenho da borda incisal e o eixo do dente (Fig. 11).

9. Calibração da régua digital: A régua digital pode ser calibrada sobre a fotografia intra-oral, medindo o comprimento de um dos incisivos centrais no molde (Fig. 12) e transferindo esta medida para o computador (Fig. 13). Uma vez calibrada a régua digital, o clínico pode efetuar quaisquer medições necessárias sobre a área anterior da imagem (Fig. 14).

10. Transferência da cruz para o molde: É traçada uma linha horizontal acima da margem gengival dos seis dentes anteriores. As distâncias entre esta linha e a margem gengival de cada dente são medidas e transferidas para um molde. De seguida, é traçada uma linha média vertical perpendicular à linha horizontal. Isto permite a transferência da informação necessária, como as margens gengivais, o recobrimento radicular, o alongamento da coroa, a redução do bordo incisal e a largura do dente para o molde, fornecendo toda a informação necessária para um enceramento preciso (Fig. 15, 16).

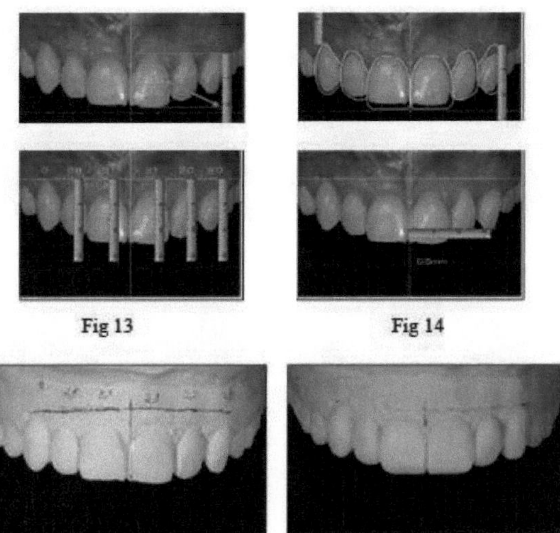

Fig 13 Fig 14

Fig 15

O enceramento de diagnóstico guiado é crucial para os procedimentos cirúrgicos, ortodônticos e de restauração. Permite produzir diferentes guias para o controlo destes procedimentos. Uma prova clínica, utilizando uma maquete direta ou uma restauração provisória, avalia a precisão do protocolo DSD e do enceramento. Após a aprovação do paciente, os procedimentos de restauração são ajustados conforme necessário. A preparação dos dentes é minimamente invasiva, proporcionando espaço suficiente para as restaurações de cerâmica. O fabrico das restaurações finais é um processo controlado com ajustes mínimos. Se executado corretamente, o resultado final deve exceder as expectativas do paciente.25(Fig. 17)

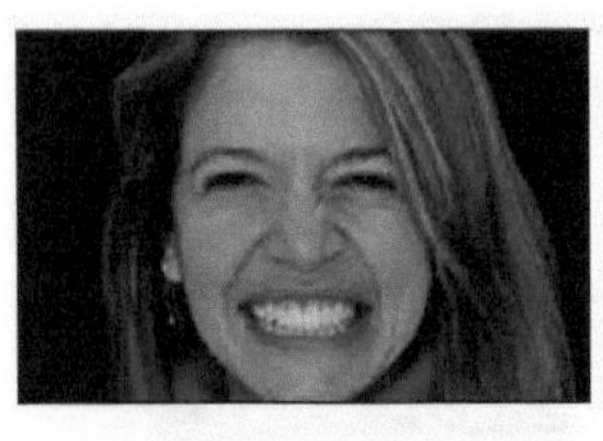
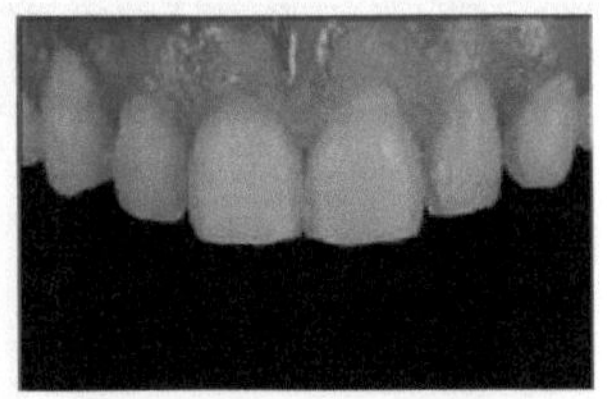
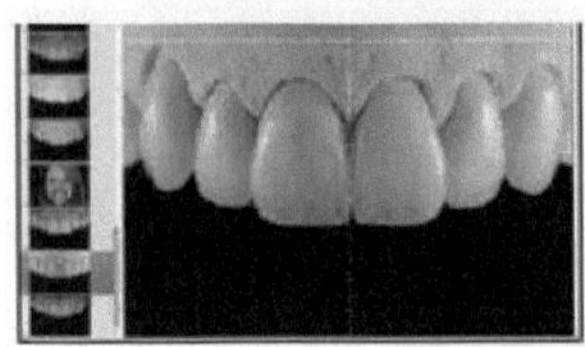
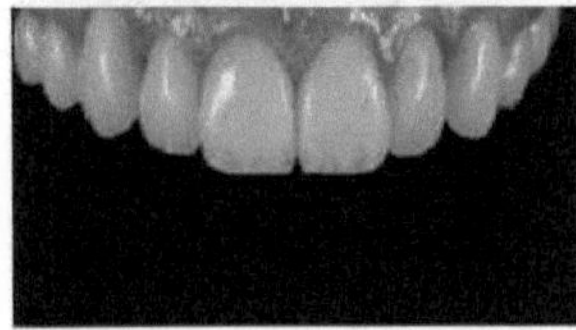
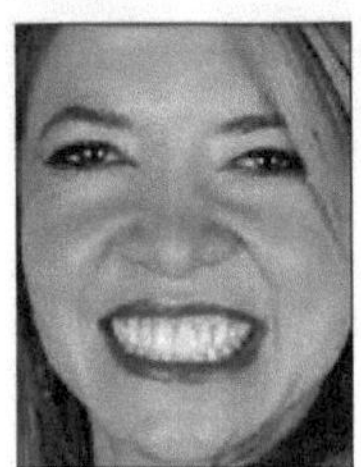

Fig 17

CAPÍTULO 11

FLUXO DE TRABALHO DIGITAL EM IMPLANTOLOGIA DENTÁRIA

Quando um paciente apresenta uma necessidade e um desejo de implantes para substituir dentes em falta, a execução correta só ocorrerá com um planeamento minucioso. A tecnologia recentemente introduzida pode beneficiar tanto o dentista como o paciente quando se trata de restaurar com implantes dentários, na medida em que os implantes serão colocados numa localização ideal, previsível e planeada. A implantologia dentária está constantemente a desafiar o dentista a estar a par dos avanços recentes. Apesar de poder parecer esmagador para um profissional manter-se informado com a introdução contínua de novas tecnologias, a implantologia dentária está a atravessar um período empolgante e, para tirar o máximo partido do mesmo, o profissional tem o dever de praticar ao mais alto nível.

GUIAS CIRÚRGICOS

A tecnologia de feixe cónico não só fornece informações valiosas para avaliação antes da colocação de implantes dentários, como também se traduz no planeamento totalmente digital de casos cirúrgicos. Utilizando um exame CBCT como modelo, pode ser fabricada uma guia cirúrgica com base na localização exacta de um implante planeado.[68] Todas as principais empresas de implantes oferecem software que pode ser utilizado para planear a localização específica dos implantes na imagem de CBCT e, eventualmente, pode ser encomendada e fabricada uma guia. O software permite a colocação virtual de implantes no exame de TCFC no local exato que escolher, tendo em conta considerações como pontos de referência anatómicos, dentição adjacente, tipo de restauração a fabricar e esquema oclusal. É benéfico, e muitas vezes essencial, utilizar um guia radiográfico para ajudar a escolher a posição correta dos implantes. Se um doente tiver vários dentes em falta, o doente deve usar uma guia radiográfica durante o exame de TCFC. A guia permite ao médico localizar no espaço onde os futuros dentes serão restaurados. As guias radiográficas podem ser fabricadas de várias formas e é necessário ter em consideração o protocolo do software de planeamento de implantes que se escolhe utilizar. Por exemplo, o Nobel Clinician prescreve um protocolo de digitalização dupla em que o paciente usa a guia durante a digitalização do paciente e, em seguida, a guia é digitalizada separadamente.[26] Os marcadores fiduciários, ou pequenos pontos de guta percha colocados na guia radiográfica, permitem que o software sobreponha as duas digitalizações e combine os dois ficheiros. Desta forma, a guia pode ser virtualmente removida e substituída na digitalização do paciente no computador. Outra forma de fabricar uma guia radiográfica é colocar dentes de prótese radiopacos na guia. Estes dentes acabarão por ser visíveis na digitalização, de modo a que os implantes possam ser planeados em conformidade.

PLANEAMENTO VIRTUAL DE IMPLANTES

O objetivo da utilização de software de implantes virtuais é planear a colocação dos implantes em posições orientadas para a prótese.[69] É claro que um implante pode ser colocado em qualquer local onde a anatomia óssea o permita, mas para construir uma prótese bem sucedida para esse implante, é necessário efetuar o planeamento correto. No passado, era efectuada uma tomografia panorâmica enquanto o paciente usava uma férula radiográfica com esferas metálicas integradas no local do implante. Desta forma, era possível calcular a ampliação da radiografia e planear a colocação aproximada do implante. Este modelo convencional apresentava uma falha na medida em que não transmitia qualquer informação tridimensional. A técnica mais atual utiliza a tecnologia de TC de feixe cónico que fornece a informação

tridimensional essencial. A técnica começa com o fabrico de um guia radiográfico com as posições ideais dos dentes. Esta guia pode ser um duplicado da prótese existente no paciente, apenas se essa prótese oferecer posições dentárias aceitáveis para o paciente e para o médico. Se a prótese não for ideal, deve ser fabricada uma nova até que as exigências estéticas e funcionais sejam satisfeitas. Só nesta altura é que se deve efetuar um exame de CBCT.
O passo seguinte envolve a interpretação do exame e, possivelmente, uma reformulação do plano de tratamento original. Isto pode incluir uma cirurgia adicional para enxerto ósseo, ou uma escolha de prótese diferente. Por exemplo, se foram planeadas originalmente restaurações metalo-cerâmicas, mas o exame mostra claramente que um implante não pode ser colocado na posição proposta, deve ser escolhido um novo desenho ou uma nova prótese.
Por fim, o médico pode colocar virtualmente os implantes no osso na posição exacta que optimiza o benefício protético, bem como o potencial de osteointegração. Estas posições são depois traduzidas na guia cirúrgica que será utilizada no dia da cirurgia para a colocação dos implantes.
As vantagens do planeamento virtual e do fabrico de guias cirúrgicas a partir do planeamento são inúmeras. O tempo de cadeira do paciente é reduzido, a cirurgia é mais previsível e menos stressante, os implantes são colocados de uma forma orientada para a restauração e a dificuldade do caso é conhecida antecipadamente. Estes factores permitem ao dentista planear adequadamente o tempo e os honorários. Os custos laboratoriais acrescidos devido aos pilares personalizados podem ser percebidos durante o planeamento, e podem ser previstos procedimentos cirúrgicos adicionais. O paciente saberá o que esperar e apreciará o dentista pelo conhecimento prestado.
Alguns dos passos envolvidos no planeamento de implantes virtuais são diferentes, dependendo da empresa que escolher utilizar, mas todos se baseiam nos mesmos princípios. Como mencionado anteriormente, o primeiro passo é fabricar próteses de teste para o paciente completamente desdentado ou um arranjo dentário de teste para o paciente parcialmente desdentado. Uma vez aprovada pelo paciente e pelo profissional, a prótese pode ser convertida numa guia radiográfica.
Uma vez escolhido o tipo de guia, pode ser efectuado o exame CBCT. Durante este procedimento, a oclusão do paciente deve ser aberta pelo menos 5 mm.

PLANEAMENTO DIGITAL

Em seguida, o caso pode ser planeado utilizando o software da sua escolha. A maioria das principais empresas de implantes vende o seu próprio software, mas também existem empresas de software universal que permitem colocar qualquer implante à sua escolha.

GUIAS ESTEREOLITOGRÁFICAS

A estereolitografia tornou-se um método popular de fabrico de guias cirúrgicos.[27] A estereolitografia é um processo de fabrico aditivo. Este processo utiliza um banho de resina líquida sensível à luz que é curada uma camada de cada vez por um laser que traça o modelo 3-D que o computador exige. As guias fabricadas por estereolitografia são sensíveis à luz e ao calor. Estas guias devem ser sempre mantidas na sua embalagem original, num ambiente fresco e seco. As guias estereolitográficas são muito rígidas em comparação com uma guia convencional curada com resina. Quando se restaura uma grande área edêntula em que a guia tem o potencial de fletir sob a pressão da broca do implante, pode ser uma decisão sensata escolher uma guia estereolitográfica para que as posições do implante não sejam comprometidas. As guias estereolitográficas também permitem uma maior precisão na colocação dos implantes, em comparação com as guias convencionais. Um estudo comparou a diferença entre a posição planeada do implante e a osteotomia real no ápice. As guias convencionais apresentavam uma diferença média de 2,1 mm, enquanto as guias estereolitográficas apresentavam uma diferença média de 1,0 mm. [70]As guias cirúrgicas podem ser fabricadas a partir da guia radiográfica. A guia radiográfica pode ser enviada para um fabricante que a converte, através de um processo mecanizado, numa guia cirúrgica com mangas de guia incluídas. Se for escolhida esta técnica, a guia radiográfica tem de incorporar a orientação e a colocação corretas do implante na guia. Isto pode ser conseguido utilizando um dente de prótese radiograficamente opaco, marcadores de guta-percha através do acesso longo do dente ou qualquer outro material radio-opaco que possa orientar o implante planeado na guia radiográfica.

Em alternativa, pode ser utilizada uma técnica de mapeamento para fabricar uma guia cirúrgica gerada por computador. Esta é uma técnica que elimina a necessidade de uma guia radiográfica. O paciente é examinado enquanto usa um registo interoclusal radiolúcido para excluir os dentes posteriores do paciente em cerca de 5 mm. De seguida, é digitalizado um molde do paciente e um wax-up de diagnóstico. O computador é então capaz de orientar estas imagens entre si e o médico pode planear digitalmente a colocação do implante com referência ao osso alveolar do paciente e às posições planeadas dos dentes. Pode então ser fabricada uma guia cirúrgica a partir do desenho digital. Todas estas escolhas são opções viáveis para o fabrico de uma guia cirúrgica.

EMPRESAS

As guias cirúrgicas são fabricadas por muitos fabricantes, nomeadamente as principais empresas de implantes. Cada empresa tem um programa de software de planeamento único, bem como várias opções de protocolo de digitalização, materiais de guia e design da guia. Dependendo do caso, devem ser considerados diferentes fabricantes em determinadas situações.

Por exemplo, se pretender um protocolo de digitalização dupla, apenas a NobelBiocare e a Anatomage oferecem esta opção.[71]

PEDRA-CHAVE

A Keystone oferece um dos sistemas de guias cirúrgicos mais básicos, daí o termo "Easy-Guide" para o seu software de planeamento. O EasyGuide pode ser utilizado para planear a colocação de implantes em espaços desdentados de um só dente, espaços parcialmente desdentados e arcadas completamente desdentadas. A guia cirúrgica Keystone só pode ser utilizada em espaços desdentados de um só dente e em espaços parcialmente desdentados. Durante a CBCT, o paciente usa uma guia radiográfica fabricada em laboratório com sulfato de bário incorporado nas áreas onde os dentes serão substituídos. Esta guia também tem um "X Marker" radiográfico incorporado, que é posteriormente utilizado pela Keystone para fabricar a guia cirúrgica. O médico planeia então a colocação do implante no programa informático Easy Guide e envia virtualmente esta informação à Keystone para fabricar a guia cirúrgica, se assim o desejar. A guia cirúrgica é fabricada a partir do planeamento digital.

O médico deve enviar a guia radiográfica com o "X Marker" incorporado para a Keystone, que a utiliza para orientar a guia para o maxilar do paciente. A Keystone irá então fabricar a guia cirúrgica como "direcional" ou "profundidade e direcional", dependendo dos desejos do médico. Isto significa que a guia pode ser utilizada para direcionar o implante para o ângulo correto e também pode ser utilizada para o direcionar para a profundidade correta no osso.

BIOHORIZONAS

O Biohorizons é outro programa de planeamento de implantes muito simples e básico que oferece uma técnica fácil de utilizar, mas opções limitadas para o médico. A guia cirúrgica, denominada Compu-Guide, pode ser fabricada para a colocação de um único implante, colocação de múltiplos implantes em desdentados parciais e colocação de múltiplos implantes em desdentados totais. O doente usa uma guia radiográfica fabricada em laboratório durante a CBCT, que é fabricada de acordo com as especificações do software de planeamento, VIP. Em seguida, a

O médico pode planear digitalmente a colocação do implante utilizando o software VIP. Este software permite a colocação de qualquer tipo de sistema de implantes. Esta informação, juntamente com a guia radiográfica, é enviada para a Biohorizons que fabrica o Pilot Compu-Guide, uma guia cirúrgica que permite que apenas as brocas piloto sejam sequenciadas através da guia. O médico insere o Compu-Guide e estabiliza-o.

As osteomoedas piloto são perfuradas até ao comprimento, depois o guia é removido e as brocas helicoidais são então utilizadas à mão livre sem o guia, de acordo com o protocolo do fabricante do implante. Este método aumenta a possibilidade de erro, uma vez que a angulação pode ser alterada aquando da utilização das brocas helicoidais.[71]

NOBELBIOCARE

A NobelBiocare oferece uma guia cirúrgica estereolitográfica muito robusta com múltiplas indicações de utilização, mas apenas pode ser utilizada com implantes NobelBiocare. Este sistema pode ser utilizado para locais desdentados de um único dente, locais parcialmente desdentados e arcadas completamente desdentadas. A prescrição de CBCT solicita um protocolo de digitalização dupla. O protocolo de digitalização dupla requer duas digitalizações: uma digitalização do paciente enquanto usa a guia radiográfica e uma digitalização da guia radiográfica por si só. A guia radiográfica tem marcadores fiduciários incorporados, que permitem ao software sobrepor as duas imagens digitalizadas separadamente. Os marcadores fiduciários são pontos de guta-percha adicionados à guia radiológica. Se o paciente já estiver a usar uma prótese bem ajustada, estes marcadores podem ser adicionados à prótese muito facilmente. Se o paciente não tiver uma prótese bem ajustada, deve ser experimentado um novo conjunto de dentes e depois duplicado ou processado numa guia radiográfica. Os marcadores fiduciários podem ser adicionados à guia radiográfica perfurando oito a dez furos redondos e preenchendo-os com guta-percha. Devem ter um tamanho de 1 mm x 1 mm e estar espalhados pela guia em diferentes níveis horizontais e verticais.

O software de planeamento, Nobel Clinician, irá fundir os dois ficheiros, utilizando os marcadores fiduciários, para que a anatomia do paciente possa ser visualizada com e sem a guia radiológica colocada. Por outras palavras, os dados anatómicos e os dados protéticos podem ser visualizados separadamente. O Nobel-Clinician permite várias visualizações e re-slices da digitalização. Também mostra uma zona de segurança amarela à volta dos implantes, o que é especialmente importante quando se efectua uma cirurgia sem retalho. Esta zona de segurança ajuda a evitar que os implantes sejam colocados demasiado perto de estruturas anatómicas ou de outros implantes. O programa também apresenta restrições técnicas a vermelho. Por exemplo, o software impede o médico de colocar implantes próximos uns dos outros devido ao requisito de largura da manga metálica na guia.

Esta é uma complicação do fabrico da guia para ser o mais forte possível nas áreas onde a broca do implante vai entrar. Se o acrílico entre duas mangas for fino, a guia pode partir-se nessa área. Se um clínico pretender colocar implantes bastante próximos uns dos outros, outro sistema poderá ser mais adequado. A NobelBiocare oferece guias suportadas pelo dente e pela mucosa, mas não guias baseadas no osso. Assim, para o paciente completamente desdentado, deve ser escolhida uma guia suportada pela mucosa. O clínico deparar-se-á com um problema se o paciente desdentado tiver um tecido gengival muito espesso. A guia cirúrgica baseada na mucosa é fabricada de modo a que a cabeça dos implantes seja colocada a 3 mm da superfície do entalhe da guia cirúrgica, assumindo que o doente médio tem 3 mm de espessura de tecido gengival. Assim, se a gengiva do doente tiver mais de 3 mm de espessura e os implantes tiverem sido planeados digitalmente para ficarem na crista do osso, a superfície do entalhe da guia cirúrgica irá colidir com o tecido do doente. A forma mais fácil de contornar este problema é aliviar a superfície do entalhe da guia à volta do orifício de perfuração, antes de a colocar na boca do paciente.

O planeamento virtual será concluído no Nobel Clinician, que é um dos únicos programas que funcionam em Windows e Mac OS X. O software Nobel Clinician também permite o planeamento dos pilares com visualização digital. Isto é particularmente útil ao colocar implantes angulados que necessitarão de pilares multi-unit angulados. As informações planeadas do NobelClinician são enviadas eletronicamente para o NobelBiocare Production Center, onde o Nobel-Guide é produzido centralmente. As fotografias seguintes mostram como fazer um Nobelguide e restaurar um paciente com uma sobredentadura imediata retida por implante

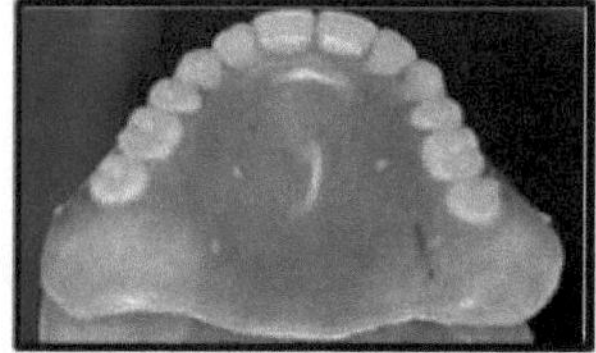

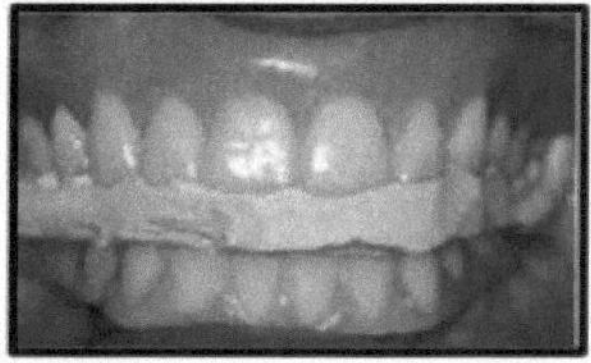

Prótese completa com marcadores fiduciários O doente usa uma prótese completa com marcadores que são utilizados como guias radiográficos marcadores fiduciários durante o exame de CBCT

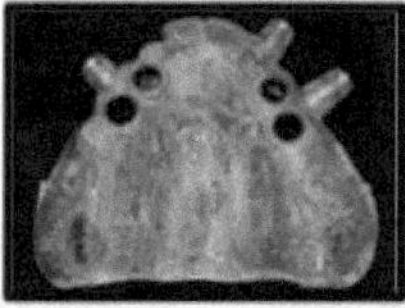

Vista oclusal da guia cirúrgica real fabricada no centro de produção da Nobel Biocare

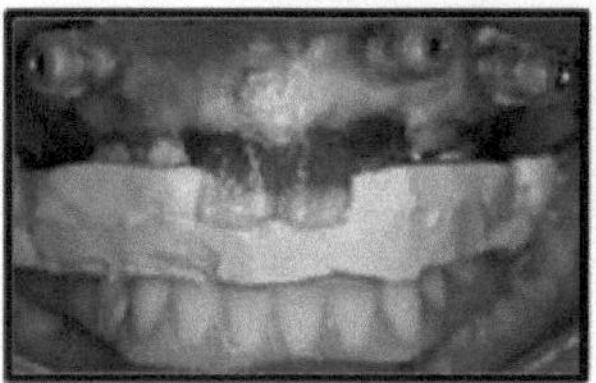

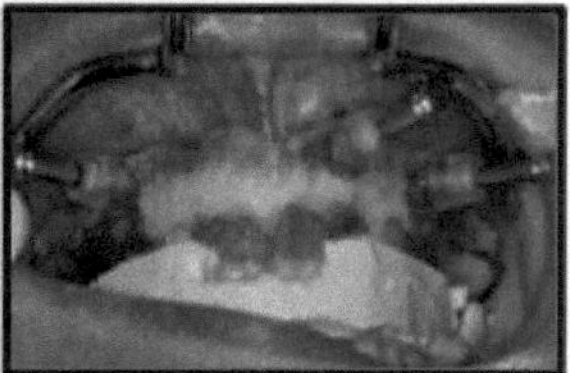

A guia cirúrgica é inserida com os pinos de ancoragem colocados para fixar a guia cirúrgica de registo da mordida

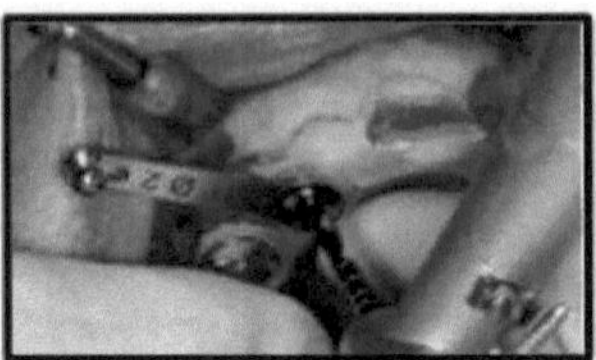
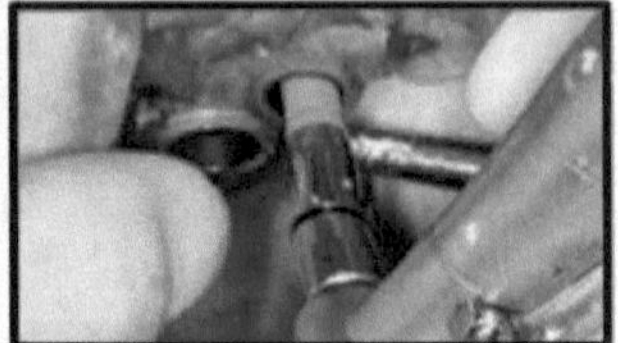

As brocas são utilizadas para preparar as cavidades dos implantes Os implantes são colocados através de casquilhos metálicos

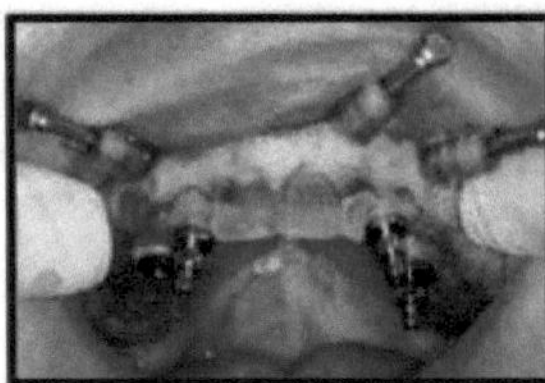
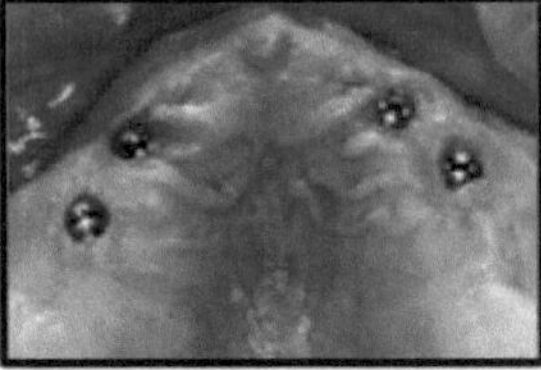

Todos os implantes são colocados A guia cirúrgica é removida após a colocação de todos os implantes.

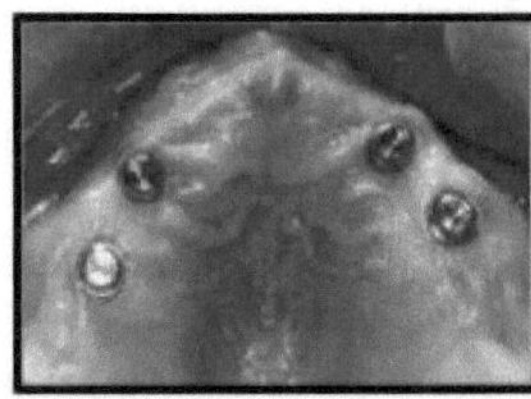
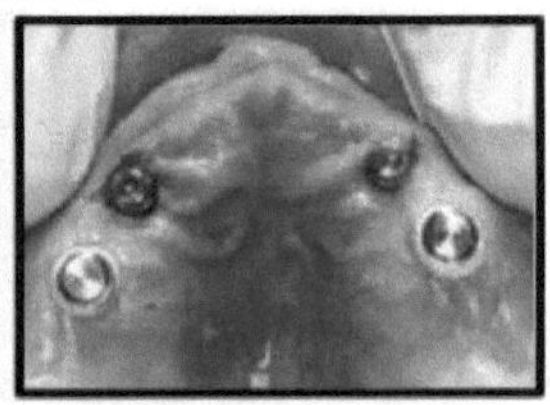

Os pilares dos localizadores são aparafusados nos implantes As caixas metálicas são encaixadas nos localizadores

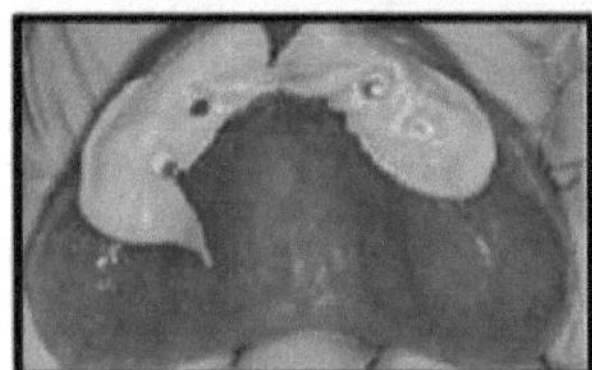
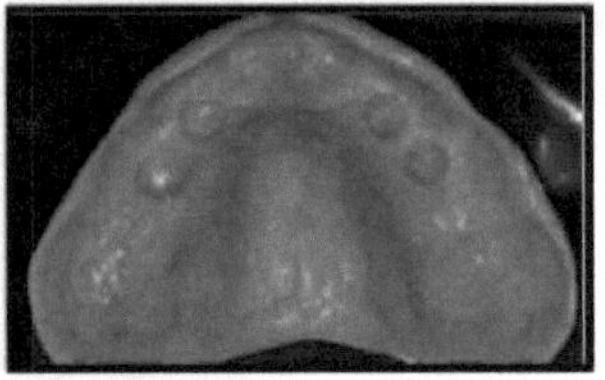

É necessário espaço suficiente para os localizadores e É necessário espaço suficiente para os localizadores e caixas metálicas caixas metálicas

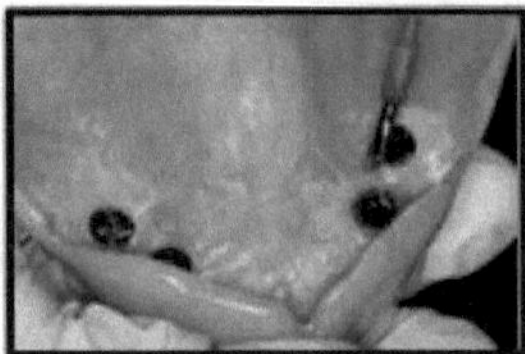

As caixas metálicas são fixadas à prótese completa

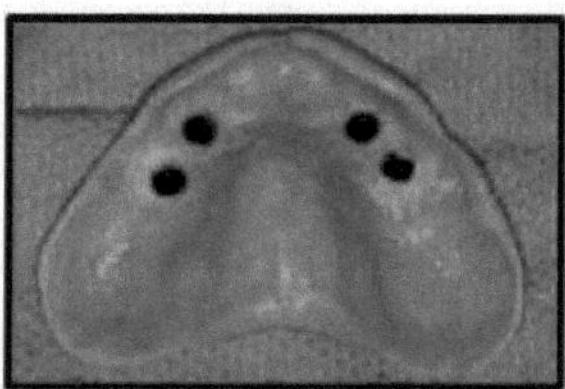

A prótese completa é convertida numa sobredentadura implanto-retida imediata.

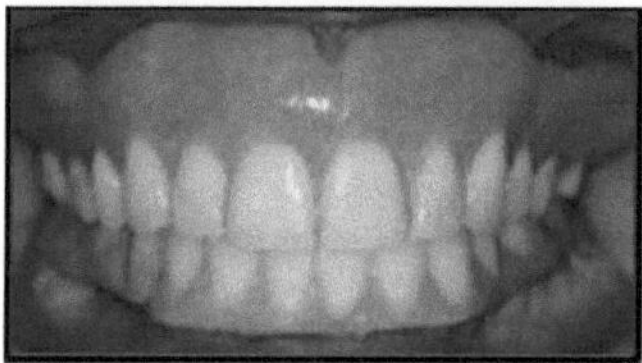

Vista intra-oral do doente

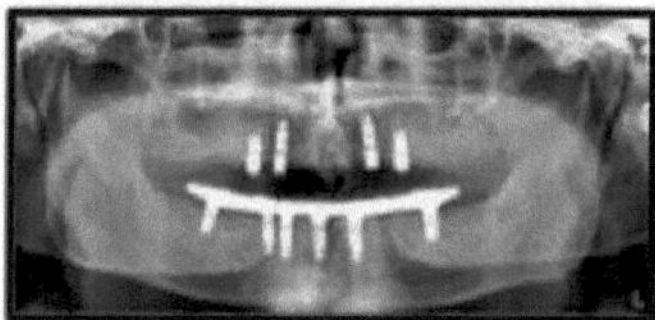

Radiografia panorâmica do doente

ANATOMAGEM

O Anatomage é um sistema que oferece algumas das maiores opções quando se planeia a colocação de implantes com uma guia cirúrgica. A maior desvantagem deste sistema é o facto de as guias serem fabricadas a partir de uma resina acrílica convencional, que se flexiona facilmente sob cargas elevadas de tensão durante a colocação do implante. Deve-se ter muito cuidado quando se opta por utilizar este sistema num paciente com uma grande área edêntula, porque pode ser facilmente torcido para fora da posição. Devido ao material utilizado, uma das vantagens deste sistema é o facto de as guias serem mais baratas do que qualquer outro sistema. O preço é fixo, independentemente do número de implantes que estão a ser colocados. Este sistema, semelhante ao Nobel Clinician, prescreve um protocolo de digitalização dupla. A empresa gaba-se de que o seu software de planeamento não requer um aparelho de digitalização (ou guia radiográfico). Em vez disso, é digitalizado um modelo de gesso e/ou enceramento para visualizar as posições planeadas dos dentes na imagem. O software de planeamento, InVivo5, permite o planeamento de qualquer tipo de implante, bem como de guias de base óssea, de base mucosa e de base dentária. O InVivo5 oferece uma renderização de volume de alta qualidade com algumas das melhores opções de visualização. O volume alterna facilmente entre tecidos duros transparentes, bem como perfis detalhados de osso, vias respiratórias ou pele. O guia cirúrgico é fabricado centralmente pela Anatomage, de modo a preservar o preço fixo. Juntamente com a guia cirúrgica, o médico pode optar por encomendar brocas de controlo de profundidade especializadas para obter o máximo de orientação.[71]

MATERIALIZAÇÃO

A Materialise oferece o programa de planeamento de implantes mais versátil. Fornecerá guias com base no osso, na mucosa e nos dentes. E todos os três tipos são fabricados por estereolitografia, pelo que são os mais rígidos. Um SurgiGuide com suporte dentário é adequado para cirurgia minimamente invasiva. Uma vez que a guia foi fabricada a partir de planeamento virtual, não é necessário levantar um retalho para a colocação do implante. Um molde de gesso dos dentes pré-cirúrgicos deve ser enviado para a Materialise com o plano virtual SimPlant. Um SurgiGuide com suporte de mucosa é indicado quando é necessária uma cirurgia minimamente invasiva num caso totalmente edêntulo. Um SurgiGuide com suporte ósseo é apropriado para um caso parcial ou totalmente edêntulo quando é necessária uma maior visibilidade ou mais procedimentos cirúrgicos. O doente é examinado utilizando o método de escolha do médico, o protocolo de exame único ou o protocolo de exame duplo. Se escolher o protocolo de digitalização dupla, o médico pode adquirir os marcadores de digitalização dupla à Materialise ou adicionar os marcadores fiduciários por si próprio. O planeamento digital é então efectuado utilizando o software Simplant Planner. O SimPlantPlanner fornece uma biblioteca com mais de 8000 implantes e pilares diferentes para facilitar o fabrico de guias cirúrgicas. Qualquer sistema de implante pode ser prescrito quando se utiliza o Materialise. As informações planeadas são enviadas virtualmente para a Materialise e a guia cirúrgica, Surgiguide, é fabricada. Se o médico pretender converter as imagens de CBCT numa representação 3D, o software SimPlant Pro está disponível para o efeito. Ao utilizar o SimPlant Planner, esta conversão é efectuada por

O Materialise.SimPlant também oferece um programa de software gratuito, chamado SimPlant View, que permite a qualquer pessoa visualizar os ficheiros. Assim, ao planear um caso entre diferentes membros da equipa, como um cirurgião, um dentista restaurador e um técnico de laboratório, todos os membros da equipa podem ver o caso no seu computador pessoal. Existem três opções diferentes para a escolha do guia cirúrgico SurgiGuide: Pilot, Universal e SAFE. A SurgiGuide Pilot oferece a orientação durante a perfuração piloto inicial e, em seguida, a guia é removida e a sequência de perfuração é concluída à mão livre. Esta opção é melhor utilizada em casos simples e diretos.

É semelhante ao Pilot Compu-Guide da Biohorizons. O SurgiGuide Universal oferece uma posição e angulação fixas do implante, sem controlo de profundidade. A profundidade da broca é fornecida na prescrição enviada com o SurgiGuide para que o médico saiba a profundidade a perfurar. As brocas são guiadas através do SurgiGuide e, quando a sequência de perfuração é concluída, o guia é removido e os implantes são colocados nas osteotomias. Por último, o SAFE SurgiGuide oferece uma posição, angulação e profundidade de implante fixas. Esta guia proporciona o sistema mais controlado. A Materialise também oferece guias de redução óssea. Se o clínico estiver a planear uma prótese que necessite de mais espaço de restauração do que o disponível, pode primeiro utilizar uma guia de redução óssea para realizar uma quantidade precisa de alveoloplastia. Posteriormente, é colocada uma guia cirúrgica de implantes baseada em osso, de acordo com a quantidade de redução óssea, e os implantes são previsivelmente colocados nesse novo nível ósseo. Ao posicionar os implantes no SimPlant Planner, coloque-os nas posições subcrestais pretendidas. Os pontos brancos à volta dos implantes no SimPlant mostram a altura do osso pretendida após a colocação. Estes podem ser deslocados para cima e para baixo, conforme desejado. Os projectistas do SimPlant dispõem então de informações suficientes para produzir a guia de perfuração e a guia de redução óssea.[71]

PROCEDIMENTOS LABORATORIAIS

Uma guia cirúrgica virtualmente planeada para a colocação de implantes oferece não só um método previsível para a colocação cirúrgica dos implantes, mas também um método mais conveniente e que poupa tempo para o fabrico de restaurações provisórias. Um médico pode utilizar uma guia cirúrgica em toda a sua vantagem, preparando os provisórios antes do dia da cirurgia. Tanto o médico como um técnico de laboratório podem pré-fabricar os provisórios do implante utilizando a férula cirúrgica. Primeiro, é fabricado um molde principal utilizando a guia cirúrgica. Os análogos de implantes são fixados à guia, os grandes cortes inferiores são bloqueados, é fabricada uma matriz de tecido mole e o gesso é colocado na guia. Este molde mestre pode então ser montado contra o molde oposto utilizando o índice de mordida pré-fabricado que foi utilizado durante o exame de CBCT. As restaurações provisórias podem ser fabricadas neste molde mestre, que estará então pronto para a recolha dos implantes na cadeira após a cirurgia. Este método proporciona uma forma fácil de efetuar a carga imediata dos implantes no dia da cirurgia. Este é um método popular que está a ser publicitado em todo o mundo e é uma estratégia vantajosa para atrair pacientes para o seu consultório. Os pacientes obtêm um resultado imediato com uma estética, fonética e função previsíveis se os passos laboratoriais e a recolha na cadeira forem seguidos corretamente.

VANTAGENS ALTERNATIVAS DO PLANEAMENTO VIRTUAL

Outra vantagem da utilização do planeamento virtual para implantes dentários é a capacidade de fabricar estruturas de implantes através da digitalização do modelo mestre. Após a osseointegração dos implantes, é efectuada uma impressão final ao nível do implante e é feito e verificado um molde mestre. Em seguida, um scanner 3-D digitaliza as posições dos implantes e a estrutura pode ser concebida virtualmente para a prótese final. A partir do desenho virtual, a estrutura é então fresada a partir de um bloco de metal.[28] Cada empresa de digitalização tem diferentes materiais de fresagem à escolha. A estrutura pode suportar uma prótese dentária fixa híbrida, com barra ou suportada por implantes (como coroas aparafusadas PFM ou FDPs). Esta estrutura pode ser desenhada virtualmente ou pode ser desenhada em acrílico no molde mestre e digitalizada (ou seja, fresada por cópia). A última das duas opções é uma escolha melhor para situações clínicas complicadas sem margem para erros, como as próteses dentárias fixas suportadas por implantes. Este desenho protético requer dimensões muito específicas para a camada final de porcelana, pelo que deve ser sempre fresado por cópia.

Os casos híbridos que foram bem planeados com espaço de restauração suficiente podem normalmente ser concebidos virtualmente com elementos de retenção adicionados para o acrílico que irá rodear a estrutura metálica fresada. A fresagem proporciona uma estrutura muito mais exacta do que a fundição convencional, uma vez que não há encolhimento envolvido. Quando uma estrutura de múltiplos implantes é encerada e fundida, demora mais tempo porque tem de ser seccionada e soldada após a contração. As estruturas fresadas, por outro lado, são fresadas para se adaptarem exatamente às posições dos implantes e não envolvem qualquer contração ou distorção do metal. A principal desvantagem de escolher uma estrutura fresada é o facto de as empresas oferecerem apenas um número limitado de opções de materiais. A maioria das empresas não oferece um metal ao qual se possa adicionar porcelana de forma previsível.

As fotografias seguintes mostram como criar uma estrutura de titânio fresada utilizando o software e o scanner NobelProcera e como restaurar um paciente com uma prótese dentária fixa suportada por implantes.

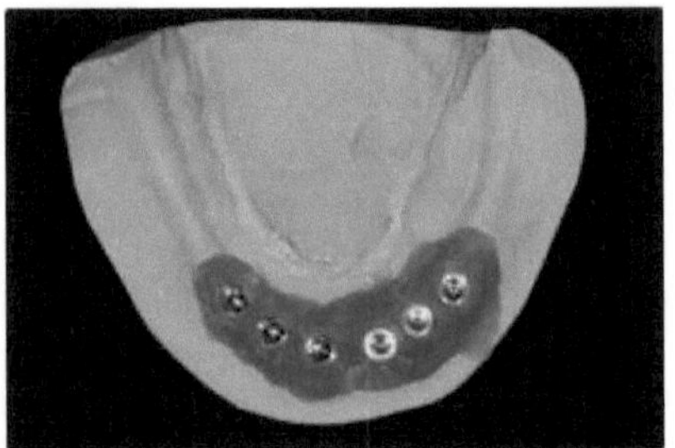

É efectuada a impressão final para cada arcada

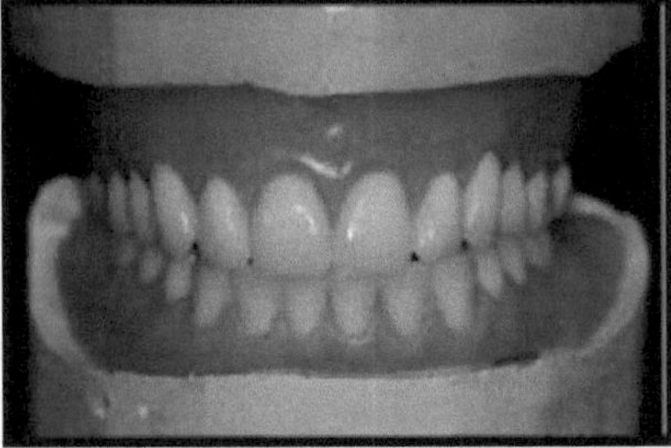

Os dentes da prótese são dispostos no laboratório

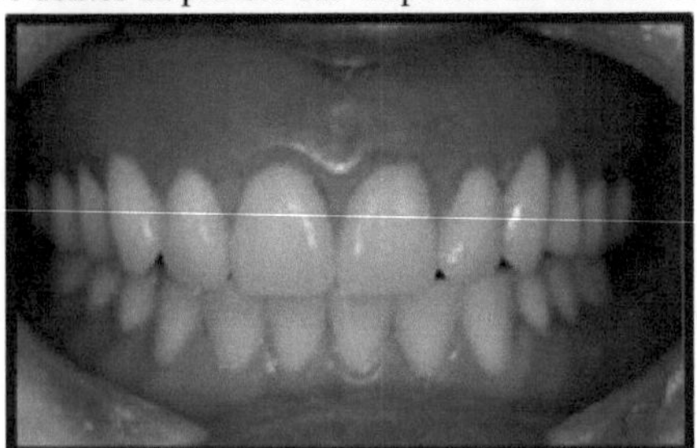

Ambas as próteses de teste são verificadas clinicamente.

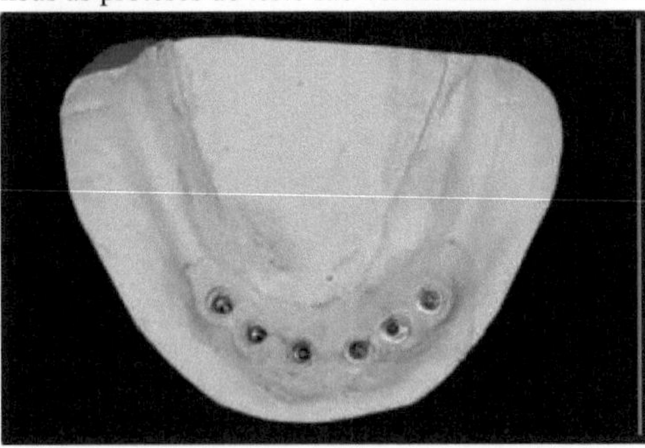

O molde definitivo mandibular é pulverizado com pó de óxido de zinco antes da colocação do scanner

pilares

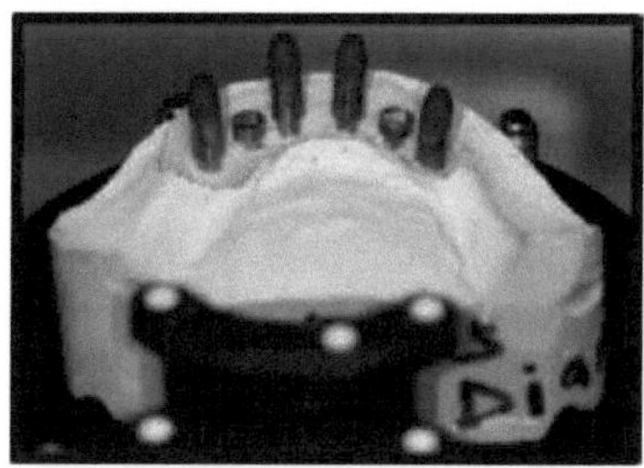

Os pilares de digitalização são aparafusados nas réplicas dos implantes e o molde definitivo é montado
para digitalização.

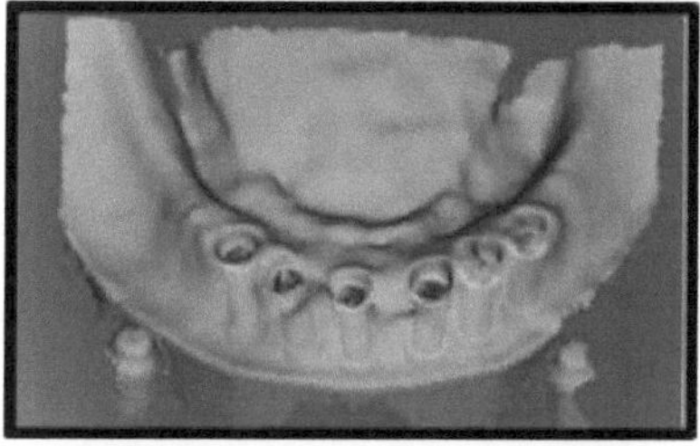

Vista oclusal do molde mandibular com as posições dos implantes após o processo de digitalização

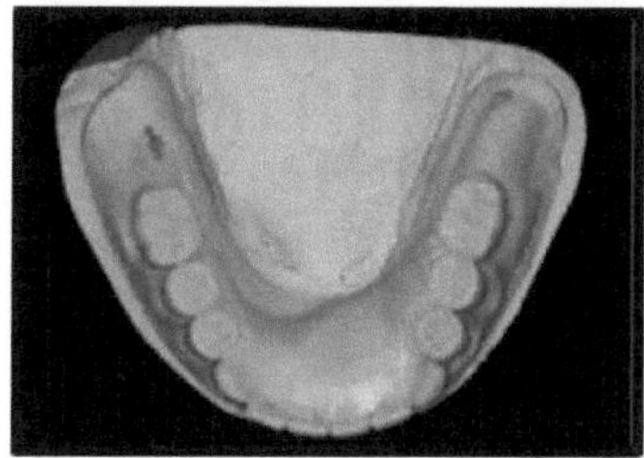

A prótese de prova é pulverizada com pó de óxido de zinco depois de a colocar no molde definitivo.

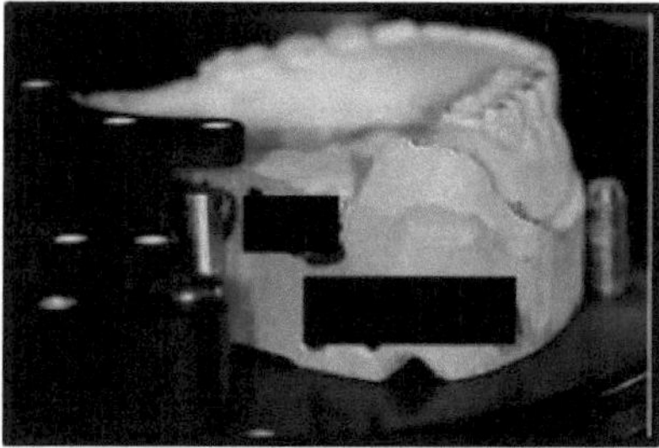

Observar a linha vermelha gerada pela sonda laser durante o processo de digitalização da prótese experimental

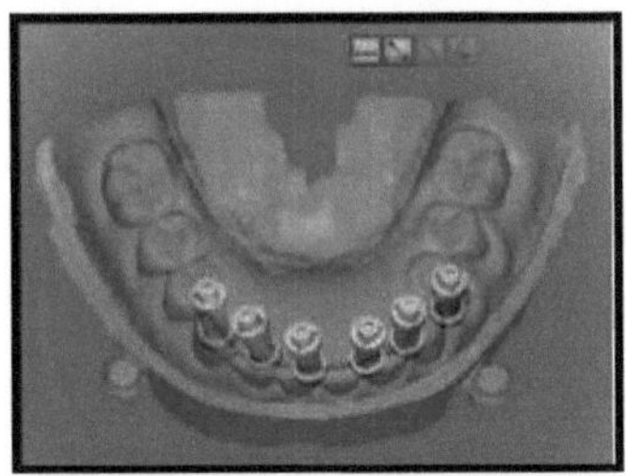

Vista oclusal da prótese de prova sobreposta ao molde mandibular, incluindo implantes, após a digitalização

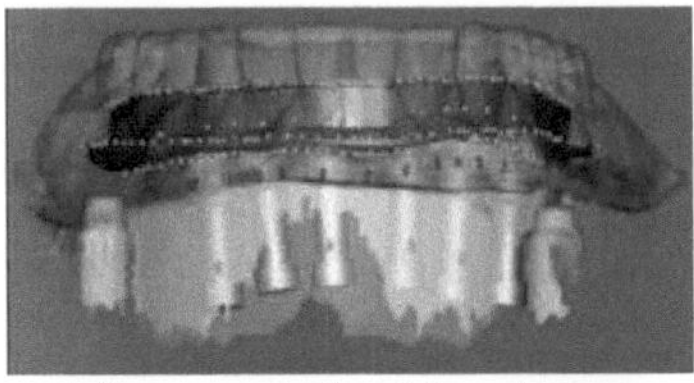

Vista frontal da conceção final da estrutura mandibular

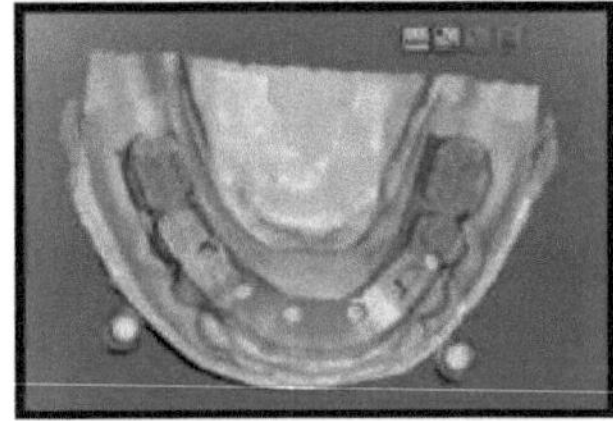

Vista oclusal da conceção final da estrutura mandibular

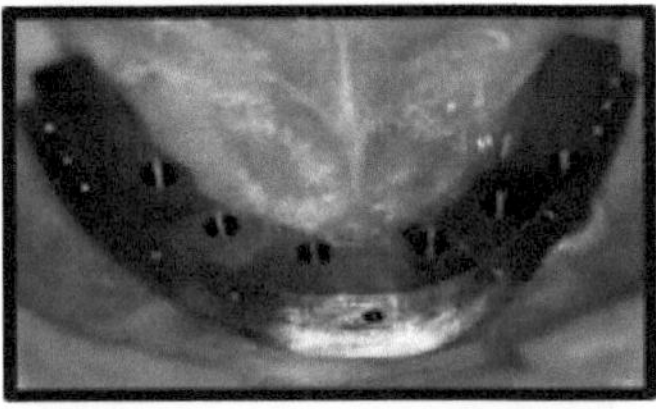

Verificação da adaptação clínica da estrutura mandibular

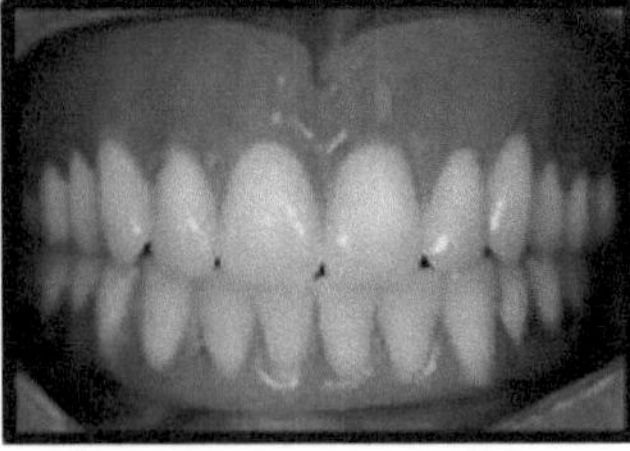

Vista intra-oral após a colocação de ambas as restaurações

CAPÍTULO 12

PRÓTESE MAXILOFACIAL

As próteses maxilofaciais, uma alternativa à cirurgia, têm como objetivo substituir partes da face e restaurar as funções orais, melhorando a qualidade de vida dos pacientes. Os métodos de fabrico tradicionais são complexos e dependem muito das competências da equipa maxilofacial. A conceção e o fabrico assistidos por computador oferecem uma nova abordagem para o fabrico destas próteses. A conceção digital de próteses maxilofaciais centra-se nos métodos de aquisição de dados para defeitos extra-orais, intra-orais e complexos, e no software utilizado para o processamento e conceção de dados. O software e as interfaces actuais são dispendiosos e requerem profissionais qualificados. Com o aumento da procura de reabilitação maxilofacial digital, serão necessários módulos mais fáceis de utilizar e acessíveis.

CLASSIFICAÇÃO DOS DEFEITOS MAXILOFACIAIS

Os defeitos foram classificados como extra-orais (falta de nariz, olho, órbita, orelha ou partes da face), intra-orais (falta de partes da maxila, face média e mandíbula) e complexos (falta de partes anatómicas extra-orais e intra-orais), como se mostra abaixo.

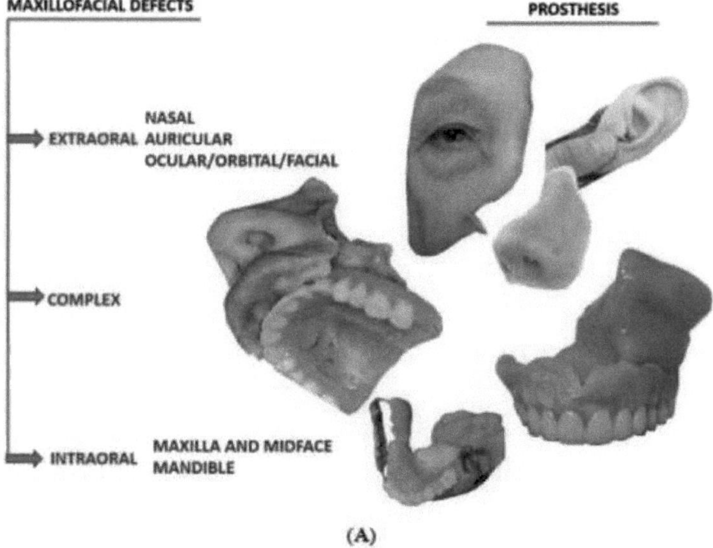

(A)

Para os defeitos intra-orais da maxila e da face média, foi utilizada a classificação de Brown e Shaw, baseada na medida do defeito de extensão vertical (classes I-VI) e na medida do defeito de extensão horizontal (a-d).

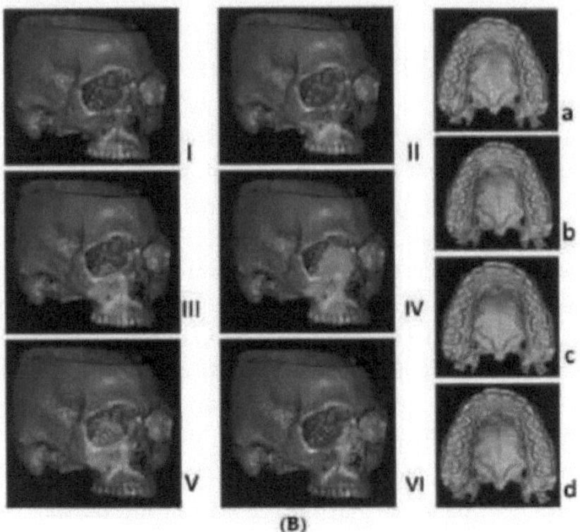

Para os defeitos mandibulares, foi considerada a classificação de Cantor e Curtis, comprovadamente útil para orientar a reabilitação cirúrgica e protética.

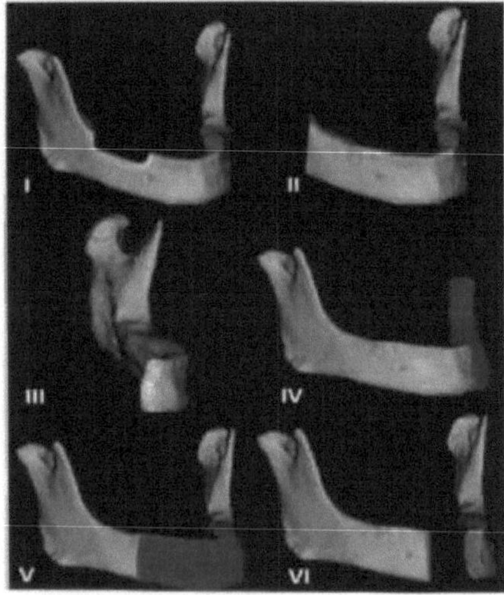

FLUXO DE TRABALHO DIGITAL VERSUS CONVENCIONAL EM CONCEPÇÃO E FABRICO DE PRÓTESES MAXILOFACIAIS

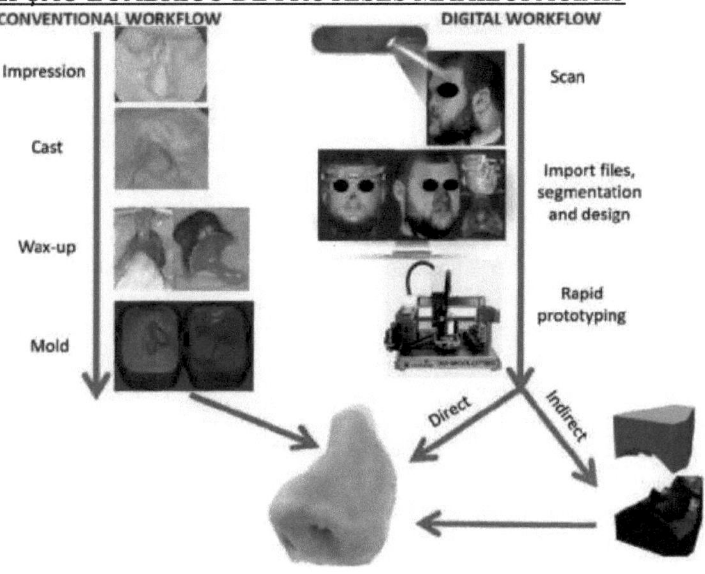

O fluxo de trabalho convencional para a produção de próteses maxilofaciais envolve a criação de uma impressão exacta da área que necessita de prótese, utilizando materiais adequados. É obtido um molde de gesso a partir da impressão e é fabricado um modelo em cera da peça a substituir. A cera é esculpida para reproduzir os detalhes morfológicos naturais do defeito e é efectuada uma prova de cera da prótese maxilofacial. Os moldes são produzidos utilizando o enceramento final retocado, aplicando o método de cera perdida. A prótese definitiva é obtida utilizando o material adequado. Para defeitos complexos, é necessária uma impressão da arcada oposta e a montagem num articulador semi-ajustável antes da prova. O fabrico digital de próteses maxilofaciais envolve a aquisição de dados através de exames médicos e de superfície, incluindo TAC, CBCT, MRI e scanners de superfície. Isto gera modelos 3D da anatomia específica de um paciente. A fotogrametria também é utilizada para produzir modelos de superfície 3D dos rostos dos pacientes. O desenho da prótese é obtido através de vários programas CAD. A prototipagem rápida, nomeadamente o fabrico aditivo, é utilizada para obter a prótese final. Estas próteses são fabricadas indiretamente através da obtenção de um modelo da prótese ou do molde, ou diretamente por impressão 3D com materiais adequados, como elastómeros à base de silicone e resinas acrílicas.[33]

CONSTRUÇÃO VIRTUAL DE UMA PRÓTESE AURICULAR

A integração virtual em 3D da superfície defeituosa com a orelha normal espelhada e digitalizada elimina a necessidade de uma impressão do lado defeituoso. Isto permite o posicionamento da orelha diretamente no ecrã do computador, evitando a depilação diagnóstica e o fabrico de moldes em pedra devido à prototipagem rápida. No entanto, garantir que a base da orelha externa se encaixa perfeitamente no lado defeituoso continua a ser um desafio. Esta técnica também permite o fabrico de moldes utilizando o volume negativo do ouvido saudável digitalizado e espelhado, eliminando a necessidade de enceramento experimental e fabrico indireto de moldes em pedra. As principais desvantagens são as competências técnicas necessárias para utilizar o equipamento CAD/CAM e os custos associados.

TÉCNICA:

1. Colocar pelo menos dois implantes craniofaciais de 3 mm (Vista Fix; Cochlear Americas, Englewood, Colo) no osso mastoide e aguardar 3 a 4 meses antes do procedimento de exposição cirúrgica da fase II.
2. Utilizar um scanner a laser (MinoltaVIVID 900; Minolta Co, Osaka, Japão) ligado a um computador pessoal (Asus, Pentium 4 - 2.8; ASUSTeKComputer Inc, Taipei, Taiwan) para adquirir as coordenadas espaciais 3-D do ouvido saudável com software (Polygon Editing Tool, versão 1.03; Minolta Co). Efetuar a primeira medição após posicionar o paciente em frente ao scanner laser.
3. Posicionar aleatoriamente pelo menos três bolas coloridas de 2,5 mm de diâmetro (Ballpin; Gruppo BuffettiSpA, Milão, Itália) na orelha sã, utilizando um adesivo cutâneo (Blom-Singer Brush-on Silicone Skin Adhesive; InHealth Technologies, Carpinteria, Califórnia). Registar o volume do ouvido externo saudável diretamente na pele do paciente, sem fazer impressões, com o scanner a laser (Minolta VIVID 900; Minolta Co).
4. Em alternativa ao passo , utilizar um molde em pedra do ouvido saudável. Desenvolver um molde de gesso da orelha saudável utilizando técnicas convencionais. Posicionar aleatoriamente o molde da orelha existente numa plataforma com pinos coloridos (Ballpin; GruppoBuffettiSpA) de 2,5 mm de diâmetro à sua volta, tal como descrito por Ciocca et al
5. Colocar o doente em 4 posições aleatórias e efetuar 4 medições laser da superfície a partir de ângulos diferentes para detetar todos os cortes inferiores.
6. Registar estes padrões com o software do scanner a laser (Polygon Editing Tool, versão 1.03; Minolta Co).
7. Representar a superfície do ouvido saudável digitalizado com 4 nuvens (o número total de pontos 3-D que representam uma superfície de volume) de 50.000 pontos, cada um com coordenadas de pontos 3-D.
8. Elaborar essas superfícies digitalizadas da orelha usando um software (RapidformCAD, versão 2006; INUS Technology, Inc, Seul, Coreia) para recombinar, alinhar e mesclar as diferentes superfícies em um único modelo virtual, eliminando as anormalidades da superfície, remodelando a organização da malha triangulada de pontos e preenchendo as lacunas da superfície que permanecem após a elaboração dos dados.
9. Para fundir as nuvens de pontos 3-D, localize os mesmos pontos 3-D em cada imagem digital e sobreponha o centro de cada pino esférico colorido com o correspondente na outra imagem angular digitalizada e integre todas as medições.
10. No lado do defeito, fabricar a barra metálica (Cendres&MetauxSA, Biel/Bienne, Suíça) para ser suportada pelos implantes antes da digitalização a laser da superfície do tecido. Em primeiro lugar, efetuar uma impressão de transferência (PermadyneGarant2:1, 3M ESPE, Seefeld, Alemanha) dos implantes craniofaciais. De seguida, enviar o molde para o laboratório para o fabrico da barra. Fabricar a barra com uma distância mínima de 1,5 mm entre a pele e a barra e um comprimento máximo de cantilever de 8 mm.
11. Utilizar um adesivo cutâneo (Blom-Singer Brush-on Silicone Skin Adhesive; InHealth Technologies) para colar as mesmas pequenas esferas esféricas na pele à volta do defeito.

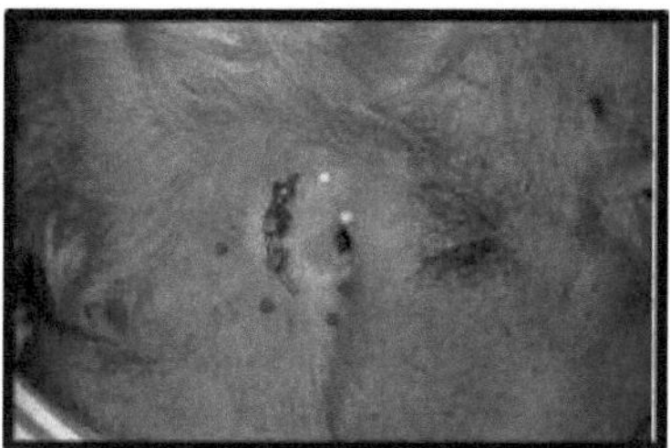

Sistema de pinos no lado defeituoso.

12. Ligar a barra aos implantes para que possa ser digitalizada juntamente com a pele do lado defeituoso. Em seguida, desenvolver a subestrutura de resina acrílica que será incluída na prótese de silicone para reter os clips de barra utilizados para ligar a prótese à barra, utilizando um desenho CAD/CAM.

13. Repetir os passos 2 a 8 deste protocolo na pele do doente para obter uma imagem virtual 3-D do lado defeituoso e desenvolver o ficheiro STL final do lado defeituoso.

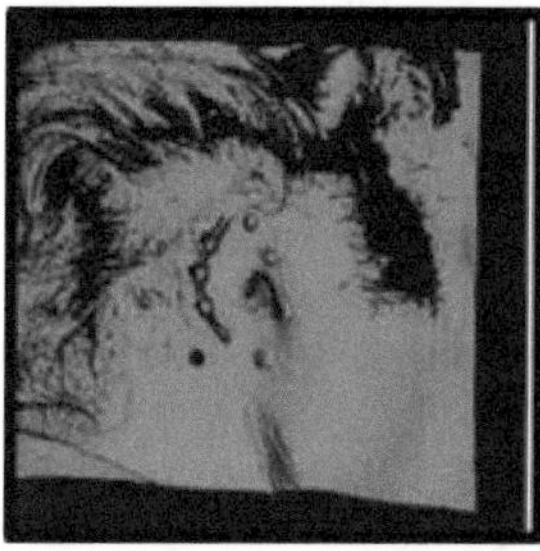

Imagem digitalizada após digitalização a laser da pele.

14. Espelhar a imagem 3-D da orelha saudável para criar um padrão da orelha perdida.

15. Utilizando a elaboração CAD, sobrepõe as duas imagens 3-D da orelha saudável e do lado defeituoso e determina a posição correta em relação ao rosto do paciente.

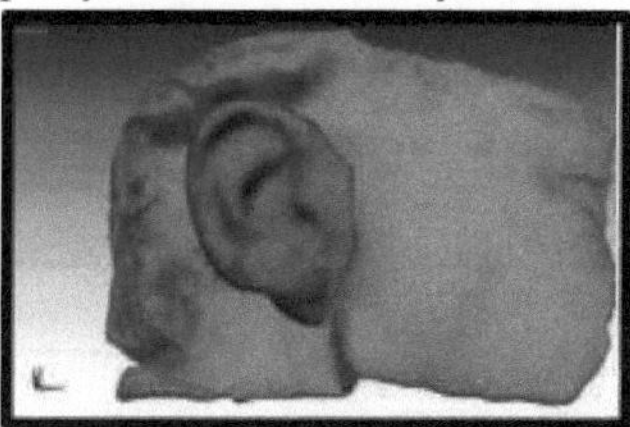

Integração da orelha espelhada externa com a pele do lado defeituoso digitalizada a laser.

16. Quando o ficheiro STL do ouvido externo tiver sido desenvolvido, representá-lo como um volume negativo e transformar este padrão num novo ficheiro STL para o desenho do molde.

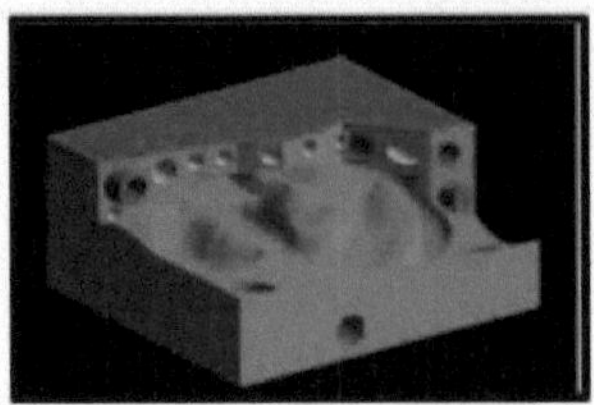

17. Desenhar virtualmente, no PC, a subestrutura de resina acrílica em relação às dimensões da barra e à espessura da orelha espelhada, para obter uma estrutura separada de toda a prótese. Prototipar a subestrutura de resina isolada (não ligada à base do molde) e posicioná-la no molde antes do processamento do silicone, utilizando a barra digitalizada nos implantes na base do lado defeituoso.

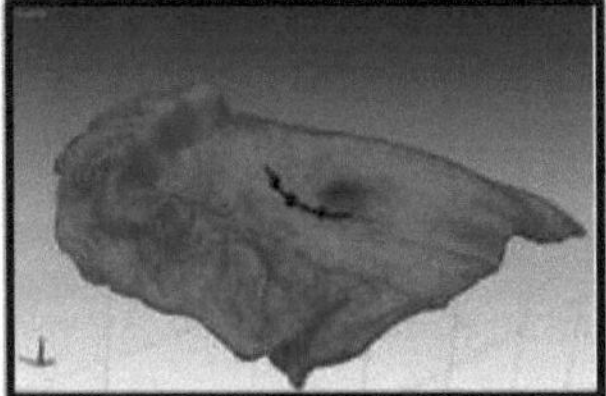

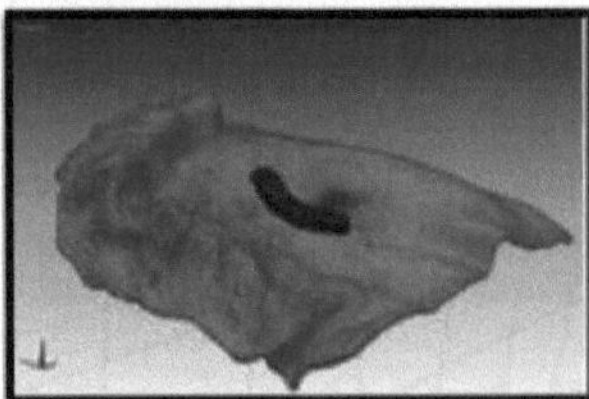

Barra digitalizada a laser e lado defeituoso Conceção assistida por computador da subestrutura

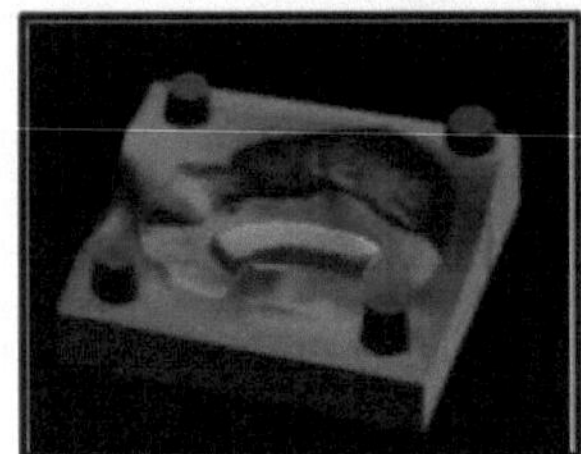

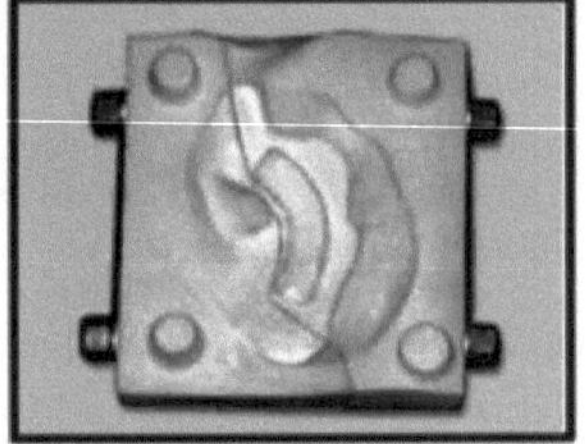

CAD de molde com subestrutura separada. CAM do molde

18. Processe o ficheiro STL utilizando o sistema informático (Z Printer 310; Z Corp, Burlington, Mass) para fabricar o molde num único passo. Utilizando o sistema informático e camadas de selante (Z Corp Sealant; Z Corp) com camadas de pó de resina (Z Corp Powder; Z Corp), desenvolva todo o volume do molde através do fabrico camada a camada.
19. Aguardar 60 minutos para que a resina acrílica polimerize.
20. Extrair o molde do pó e, em seguida, revestir a superfície do molde com a resina epoxídica (Renlam M-1; Fuchs SpA, San Giuliano Milanese, Itália) para endurecer ainda mais o molde.
21. Para posicionar corretamente a subestrutura de resina acrílica no molde final, utilize como ponto de referência posicional a barra prototipada previamente digitalizada no lado defeituoso, da mesma forma que para um molde de pedra convencional, para o qual a subestrutura de resina é posicionada na barra de metal antes de processar o silicone. Inserir a estrutura de ligação na barra prototipada, para a colocar com precisão na base do molde 3-D.

Cole-a com um adesivo.

22. Procedimentos completos de processamento de silicone convencional (VST-30; Fator II, Lakeside, Arizona)3 para obter a prótese definitiva, tal como para o processamento de um molde de pedra convencional.

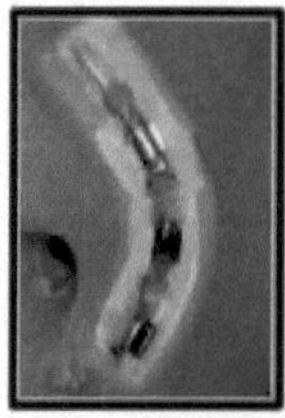

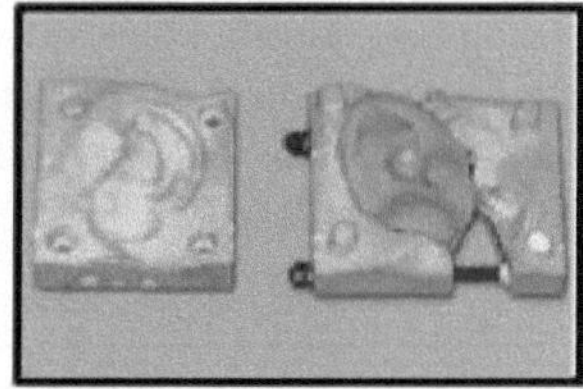

Fundido com silicone processado Retentores de barra

23. Utilizar um espetrofotómetro para determinar a cor intrínseca da orelha (SpectroShade Office; MHT SpA, Verona, Itália).

24. Aplicar cores extrínsecas (Extrinsic; Fator II Inc) e utilizar adesivo de silicone (A-564; Fator II Inc) como selante. Por fim, aplique o líquido de dispersão de fosqueamento (MD-564; Fator II Inc) misturado com o líquido de dispersão de silicone (TS-564; Fator II Inc) para dar um aspeto mate à prótese.

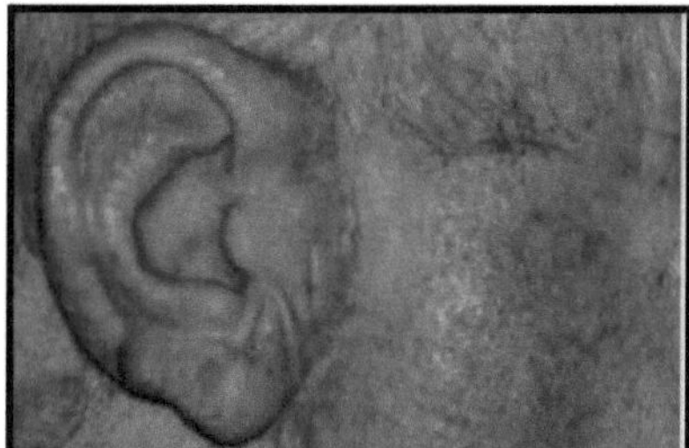

Prótese definitiva.

À medida que a procura de uma abordagem digital na reabilitação maxilofacial aumenta, será necessário um maior apoio do designer ou fabricante de software para criar módulos mais fáceis de utilizar e acessíveis para o software dentário existente, semelhantes aos que são frequentemente utilizados em clínicas e laboratórios dentários. Apesar dos progressos registados na tecnologia digital, é necessário dar passos importantes no sentido de simplificar e melhorar os métodos de aquisição de dados, tornar o software de desenho mais acessível em termos de custo e de plataformas de fácil utilização, melhorar os aspectos estéticos e a adaptação marginal da prótese final e fornecer materiais biocompatíveis para a impressão direta de próteses maxilofaciais.[18] Para atingir resultados estéticos semelhantes aos obtidos com a via analógica, para a prótese final extra-oral, é necessária a abordagem indireta com um molde impresso em 3D para injeção de silicone, utilizando procedimentos convencionais e seguido de individualização manual da cor.

CONCLUSÃO

Os avanços na imagiologia digital, na conceção assistida por computador, na comunicação via Internet, no fabrico digital e nos novos materiais simplificaram indubitavelmente o processo de diagnóstico e melhoraram os resultados do tratamento. Os cuidados e a comunicação com os doentes podem ser substancialmente melhorados através da utilização de várias novas tecnologias. A tecnologia digital tem impacto na motivação dos doentes, na gestão da clínica e nos procedimentos de tratamento clínico. Quer se trate de radiografias digitais que auxiliam o diagnóstico, de cerâmicas CAD-CAM para uma melhor estética e função com um menor número de consultas, de prototipagem rápida e estereolitografia para o fabrico de próteses maxilofaciais e ainda de outras tecnologias que proporcionam um elevado nível de previsibilidade, maior comodidade e até um menor número de consultas.

A prática dentária contemporânea tem infinitas opções para preservar a saúde oral e proporciona uma estética próxima da natural com uma abordagem melhorada, tempo de tratamento reduzido, potencial de erro minimizado e melhor garantia de qualidade. Estas razões explicam corretamente o facto de a medicina dentária atual ser designada como a idade de ouro da medicina dentária. A digitalização começou a influenciar a fraternidade dentária sob a forma de recursos audiovisuais, tanto no ensino como na educação dos pacientes. A digitalização tornou-se parte integrante da prótese dentária contemporânea, com a probabilidade de a maioria dos procedimentos se basear em técnicas digitais num futuro próximo. Se pensarmos em radiografias ou fotografias, na realização de impressões, no registo dos movimentos dos maxilares ou no fabrico de próteses, na educação e formação de novos dentistas ou na motivação dos doentes para o desenvolvimento da prática, tudo se tornou digital.

A transição do antigo para o novo ocorre com o objetivo básico de melhorar a vida do doente. Além disso, as próteses completas fabricadas com a tecnologia CAD/CAM parecem ser mais susceptíveis de utilização clínica do que as próteses completas fabricadas com a tecnologia de prototipagem rápida.

A adoção de novos protocolos de tratamento para fabricar próteses com tecnologia assistida por computador não será exceção à controvérsia. No entanto, os actuais protocolos comerciais devem ser melhorados e validados através de uma sólida experiência clínica e laboratorial.
investigação para ultrapassar muitas das desvantagens enumeradas. Assim, os clínicos actuais e futuros devem ajudar os fabricantes a melhorar os actuais protocolos de tratamento.

Todos os sistemas de fabrico comerciais actuais utilizam uma combinação de procedimentos manuais e digitais para as fases clínicas e laboratoriais do fabrico de próteses assistidas por computador. Isto deve-se ao facto de as impressões das arcadas edêntulas ainda serem feitas utilizando técnicas e materiais convencionais. Ainda não foi investigada uma impressão digital completa das arcadas edêntulas, tal como é efectuada para preparações dentárias/pilares de implantes. Isto é um desafio porque as impressões digitais para arcadas edêntulas requerem o registo com um movimento dinâmico dos músculos e maxilares, o que pode ser difícil de executar com um dispositivo de digitalização 3D intra-oral. No entanto, esta lacuna poderá ser colmatada por investigação futura. Com o advento do fabrico comercial de próteses CAD/ CAM, existe uma oportunidade notável para os clínicos melhorarem não só os cuidados individuais dos doentes, mas também a educação dentária, os programas de saúde pública e a investigação clínica. É importante que a investigação clínica futura não se concentre apenas nos resultados do tratamento alternativo, mas também nos resultados reais do tratamento. Por conseguinte, a investigação clínica futura sobre próteses CAD/CAM deve aderir aos conceitos modernos da medicina dentária baseada em provas nesta fase inicial. Isto pode proporcionar a oportunidade de examinar muitos dos princípios fundamentais da terapia de prótese total e criar novos conhecimentos utilizando métodos padronizados.

REFERÊNCIAS

1. Bhambhani R, Bhattacharya J, Sen SK. A digitalização e a sua abordagem futurista na prótese dentária. O Jornal da Sociedade Indiana de Prótese Dentária. 2003 Sep;3(3):65-74.

2. Haidar ZS. Medicina dentária digital: Passado, presente e futuro. Medicina digital e tecnologia de cuidados de saúde. 2023 Jun 6.

3. Pratheebha C, Sasanka K, Jayaraj G, Ramanadhan V, Ganapathy D. Trends in Prosthodontics-A Review (Tendências em Prótese Dentária - Uma Revisão). Jornal Indiano de Medicina Legal e Toxicologia. 2020 Oct ;4(4).

4. Pasricha N. Medicina dentária digital: O futuro. Jornal Indiano de Ciências Orais. 2016 Jan 1;7(1):1-1.

5. Poticny DJ. CAD/CAM hoje: Uma retrospetiva de 22 anos. Inside Dentistry. 2008Dec ;4(10)

6. Harley WT. Palatografia dinâmica - um estudo dos contactos linguopalatais durante a produção de sons consonantais selecionados. The Journal of prosthetic dentistry. 1972 Abr 1;27(4):364-76.

7. Mohl ND, McCall Jr WD, Lund JP, Plesh O. Dispositivos para o diagnóstico e tratamento de desordens temporomandibulares. Parte I: Introdução, evidência científica e rastreio da mandíbula. The Journal of prosthetic dentistry. 1990 Feb 1;63(2):198-201.

8. Duret F, Preston JD. Imagiologia CAD/CAM em medicina dentária. Opinião atual em medicina dentária. 1991 Abr 1;1(2):150-4.

9. Lu GH, Chow TW, Sot LK, Clark RK. Um estudo assistido por computador dos espaços de fala. Journal of Dentistry. 1993 Oct 1;21(5):289-96.

10. Morley J, Eubank J. Macroesthetic elements of smile design. The Journal of the American Dental Association. 2001 Jan 1;132(1):39-45.

11. Ackerman MB, Ackerman JL. Análise e desenho do sorriso na era digital. Journal of clinical orthodontics. 2002 Abr 1;36(4):221-36.

12. Williamson GF. Radiografia digital em medicina dentária: passar da imagem baseada em película para a imagem digital. Associação Americana de Assistentes Dentários, Chicago. 2004:7-13.

13. Nandal S, Shekhawat H, Ghalaut P. Radiografia de Subtração Digital em Medicina Dentária: Uma revisão da literatura. Revista Internacional de Investigação Avançada em Medicamentos e Cuidados Dentários. 2014;1(4):1-4.

14. Touchstone A, Nieting T, Ulmer N. Transição digital: a colaboração entre dentistas e técnicos de laboratório em restaurações CAD/CAM. O jornal da Associação Dentária Americana. 2010 Jun 1;141:15S-9S.

15. Wong NK, Kassim AA, Foong KW. Análise de sorrisos estéticos utilizando técnicas de visão computacional. Revista americana de ortodontia e ortopedia dentofacial. 2005 Sep 1;128(3):404-11.

16. Levine NL. Software XCPT(accept): o futuro da análise de casos e a aceitação do planeamento do tratamento por parte dos pacientes. Atualização de Implantologia Dentária. 2006 abril 1;17(4):25-9.

17. Pasricha N. Medicina dentária digital: O futuro. Jornal Indiano de Ciências Orais. 2016 Jan 1;7(1):1-1.

18. Ciocca L, Mingucci R, Gassino G, Scotti R. Modelo de orelha CAD/CAM e construção virtual do molde.The Journal of Prosthetic Dentistry.2007 Nov1;98(5):339-43.

19. Miyazaki T, Hotta Y, Kunii J, Kuriyama S, Tamaki Y. Uma revisão do CAD/CAM dentário: estado atual e perspectivas futuras de 20 anos de experiência. Revista de materiais dentários. 2009 Dec ;28(1):44-56.
20. Kibi M, Ono T, Dong J, Mitta K, Gonda T, Maeda Y. Desenvolvimento de um sistema CAD RPD com análise de tensão de elementos finitos. Jornal de Reabilitação Oral. 2009 Jun;36(6):442-50.
21. Lowe RA. Dentisteria CAD/CAM e moldagem digital em consultório. Suplemento de economia dentária. 2009 Sep;1(4):7-13
22. Richardson W. O valor do enceramento de diagnóstico. Dentalaegis 2009 Sep ; 3(3):65-74
23. Van Noort R. O futuro dos dispositivos dentários é digital. Dental materials. 2012 Jan 1;28(1):3-12.
24. Goodacre CJ, Garbacea A, Naylor WP, Daher T, Marchack CB, Lowry J. Próteses completas fabricadas em CAD/CAM: conceitos e métodos clínicos de obtenção dos dados morfológicos necessários. Jornal de dentisteria protética. 2012 Jan 1;107(1):34-46.
25. Coachman C, Calamita M. Digital smile design: uma ferramenta para o planeamento do tratamento e comunicação em medicina dentária estética. Quintessence Dent Technol. 2012 Abr;35:103-11.
26. Spinelli D, Ottria L, De Vico G, Bollero R, Barlattani A, Bollero P. Reabilitação completa com nobel clinician® e ponte de implante procera®: Relato de caso. Oral & Implantology. 2013 Feb;6(2):25.
27. Cushen SE, Turkyilmaz I.Impacto da experiência do operador na precisão da colocação de implantes com modelos cirúrgicos estereolitográficos: um estudo in vitro.The Journal of prosthetic dentistry.2013 Abr 1;109(4):248-54.
28. Turkyilmaz 1, Asar NE. Uma técnica para o fabrico de uma estrutura de arcada completa em titânio fresado. Texas Dental Journal. 2013 Jul ;130(7): 586-592.
29. Hussein MO, Hussein LA. Nova técnica de modelação 3D de estrutura de prótese parcial removível fabricada por tecnologia de impressão 3D.Int J Adv Res.2014 Sep;9:686-94
30. Yeshwante B, Nazishbaig, Deshpande S, Patil S, Makanikar S, Bhandari S. Dental CAD/CAM: Uma revisão sistemática. Jornal de Ciências Médicas e Dentárias Aplicadas
31. Bunek SS, Brown C, Yakas M. As impressões em evolução da medicina dentária digital. Inside Dentistry. 2014 Jan ;10(1):30-9.
32. Joda T, Zarone F, Ferrari M. O fluxo de trabalho digital completo em prótese fixa: uma revisão sistemática. BMC oral health. 2017 Dec;17:1-9.
33. Cristache CM, Tudor I, Moraru L, Cristache G, Lanza A, Burlibasa M. Fluxo de trabalho digital em prótese maxilofacial - uma atualização sobre a aquisição, edição e desenho de dados de defeitos utilizando software de código aberto e comercial disponível. Applied Sciences. 2021 Jan 21;11(3):973.
34. Tokumoto K, Mino T, Kurosaki Y, Izumi K, Maekawa K, Nakano T, Sejima J, Ueda A, Kimura-Ono A, Hyung Kim T, Kuboki T. Prótese parcial fixa concebida através da combinação de toda a morfologia de superfície digital 3D da restauração provisória e das superfícies dos dentes pilares. Ata Médica de Okayama. 2022 Jul ;76(1):79-84.
35. Cevik P, Yildirim AZ, Demir Sevinc EH, Gonder A, Kiat-Amnuay S. Utilização de Peek como material de estrutura para prótese de silicone maxilofacial: um estudo in vitro. Polymers(Basel).2023 Jun 15;15(12):2694.

36. Pontevedra P, Lopez-Suarez C, Rodriguez V, Tobar C, Pelaez J, Suarez MJ. Fluxo de trabalho digital para próteses parciais fixas posteriores de zircónia e metalo-cerâmica, monolíticas e folheadas: Um ensaio clínico prospetivo e aleatório de cinco anos. J Prosthodont Res. 2024 Jan 16;68(1):78-84
37. Ozcivelek T, Kiligarslan MA. Fluxo de trabalho digital completo de um obturador de 2 peças com poliéter-cetona num paciente com maxillectomia e trismo: Um relatório clínico e laboratorial. O Jornal de Odontologia Protética. 2024 Feb 1;131(2):346-51.
38. Zarb GA, Bolander CL, Hickey JC, Carlsson GE 1997 Boucher's prosthodontic treatment for edentulous patients, 10th edn. The C.V. Mosby Company, St.
Louis, 288.
39. Parks ET, Williamson GF. Radiografia digital: uma visão geral. J Contemp Dent Pract. 2002 Nov 15;3(4):23-39.
40. Whaites E, Drage N 2007 Essentials of dental radiology and radiography, 4th edn. Churchill Livingstone.196.
41. Carvalho FB, Goncalves M, TonamaruFilho M. Avaliação de lesões periapicais crónicas através de radiografia digital de subtração utilizando adobe photoshopCS: um relatório técnico. J Endod 2007;33(4):493-7.
42. Kim JH. Oclusão computorizada utilizando o T-scan III.J Prosthet Dent 2004; 91(4):343-6.
43. Kinuta S et al. Medição do movimento mastigatório por um novo dispositivo de rastreio da mandíbula utilizando um gravador de câmara digital doméstico. Dent Matter J 2005;24(4):661-6.
44. Feuerstein P. Can technology help dentists deliver better patient care? J Am Dent Assoc 2004; 135:11-16.
45. Garaicoa J, Jurado CA, Afrashtehfar KI, Alhotan A, Fischer NG. Reconstrução digital de boca inteira assistida por scanners faciais e intra-orais: Um relato de caso e descrição da técnica. Applied sciences. 2023 Feb 2;13(3):1917.
46. van Roekel NB. Maquinação por descarga eléctrica em medicina dentária. Int J Prosthodont 1992;5:114-21.
47. Winder J, Bibb R. Medcialrapid prototyping technologies: state of the art and current limitations for applications in oral and maxillofacial surgery. J Oral MaxillofacSurg2005;63:1006-15.
48. Bartlett P, Carter L, Russell JL. O método de Leeds para a construção de cranioplastias de titânio. Brit J Oral MaxillofacSurg2009;47:238-40.
49. Zein I, Hutmacher DW, Tan KC, Teoh SH. Modelação por deposição fundida de novas arquitecturas de andaimes para engenharia de tecidos. Biomaterials 2002;23:1169-85.
50. Leong KF, Wiria FR, Chua CK, Li SH. Caracterização de um dispositivo de administração de fármacos polimérico de poli-epsilon-caprolactona construído por sinterização selectiva a laser. Biomed Mater Eng2007;17:147-57.
51. Xiao K, Dalgarno KW, Wood DJ, Goodridge RD, Ohtsuki C. Sinterização selectiva indireta por laser de apatite - vidro de wollostonite - cerâmica. ProcInstMechEng H 2008; 222:1107-14.
52. Ebert J, Ozkol E, Zeichner A, Uibel K, Weiss O, Koops U, Telle R, Fischer H. Impressão direta a jato de tinta de próteses dentárias feitas de zircónia. Jornal de investigação dentária. 2009 Jul;88(7):673-6.
53. Kachalia PR, Geissberger MJ. Medicina dentária à la carte: Tecnologia CAD/CAM no

consultório. J Cal Dent Assoc 2010;38:323-30.
54. . Mormann WH. A origem do método Cerec: uma revisão pessoal dos primeiros 5 anos. Int J Comput Dent 2004;7:11-24.
55. Fish EW. Utilização dos músculos para estabilizar a prótese total inferior. J Am Dent Assoc 1933;20:2163-9.
56. Frohlich K, Ingervall B, Thuer U. Further studies of the pressure from the tongue on the teeth in young adults.Eur J Orthod 1992;14:229-39.
57. Laney WR, Gonzalez JB. A dentadura maxilar: o seu relevo palatino e vedação palatina posterior. J Am Dent Assoc 1967;75:1182-7.
58. Howell PGT. Relações incisais durante a fala. J Prosthet Dent 1986;56:93-9.
59. Silverman MM. O método de fala na medição da dimensão vertical.JProsthet Dent 2001;85:427-31.
60. Benediktsson E. Variações nas posições da língua e da mandíbula na produção do som "S" em relação à oclusão dos dentes da frente. ActaOndontolScand 1957;15:275-303.
61. Moisés ER. Uma breve história da palatografia. Q J Speech 1940;26:61525.
62. Solaberrieta E, Etxaniz O, Minguez R, Muniozguren J, Arias A. Desenho de um articulador virtual para a simulação e análise de movimentos mandibulares em CAD/CAM dentário. InProceedings of the 19th CIRP Design Conference- Competitive Design 2009 Mar 30.Cranfield University Press.
63. Knox R, Caudill R. Digital dentistry: an overview of recent developments for CAD/CAM generated restorations. Brit Dent J;2004(9):505-11.
64. Berglundh T. Rapid manufacture of removable partial denture frameworks (Fabrico rápido de estruturas de próteses parciais amovíveis). Rapid Prototyping J 2007;12(2):95-9.
65. Sebastian Q, Heike R, Ralph G. Aquisição direta de dados mecânicos de impressões dentárias para o fabrico de restaurações CAD/CAM. J Dent Res 2007;35: 903-8.
66. Persson A, Matts A, Agneta O, Gunilla S. Análise assistida por computador de réplicas digitalizadas de pedras dentárias através da tecnologia CAD/CAM dentária. Dent Mat 2008;24:1123- 30.
67. McLaren EA, Culp L. Análise do sorriso, a técnica de desenho do sorriso do photoshop: parte I. J Cosmet Dent 2013;29(1): 94-108.
68. Ganz SD. Implantologia dentária: uma modalidade de tratamento em evolução. Comp Edu Dent 2013;34(8):628-9
69. Katsoulis J, Pazera P, Mericske-Stern R. Planeamento de implantes guiado por computador e orientado para a prótese no maxilar edêntulo: um estudo de modelo. ClinImpl Dent Res 2009;11(3):238-45.
70. Sarment DP, Sukovic P, Clinthorne N. Precisão da colocação de implantes com um guia cirúrgico estereolitográfico. Int J Oral Impl2003;18(4):571-7.
71. Turkyilmaz I, Eskow CC, Soganci G. Tecnologia CAD/CAM em Implantologia. Conceitos actuais em Implantologia Dentária, IntechOpen. 2015 Feb 25:149-78.
representa um avanço significativo na utilização da tecnologia digital para soluções protéticas específicas para cada doente.[37]

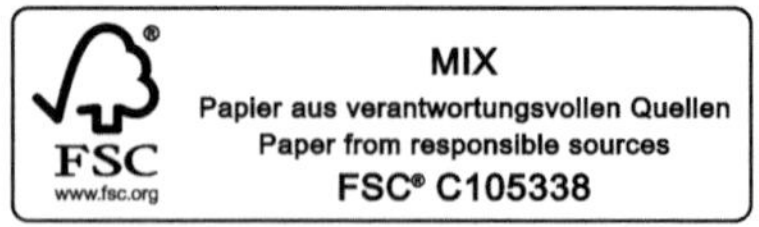

Printed by Books on Demand GmbH, Norderstedt / Germany